Inhalt

Kapitel 1
Grundlagenwissen Haar und Kopfhaut

Kapitel 2
Kopfhaut- und Haarprobleme

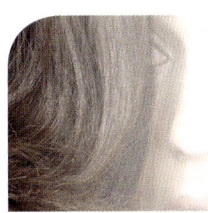

Kapitel 3
Kopfhaut- und Haartherapien

Geleitworte
von Andreas Winter und Jo Marty

■ Haben Haare eine Seele? Das Buch verleitet zu der Annahme! Als ich das Manuskript von Gianni Coria las, fand ich eine Menge interessanter und akribisch recherchierter Daten und Fakten zum Thema Haare. Sie allein sind schon lesenswert. Aber das Buch geht weiter, tiefer, unter die Haut, unter die Kopfhaut, um es genau zu sagen. Denn hier ist offenbar der wahre unbekannte Ort, an dem entschieden wird, womit das Haupt sich schmückt: »Wald oder Wüste«, Schopf oder Glatze. Je mehr ich eintauchte, desto deutlicher wurden mir die Zusammenhänge nicht nur zwischen der Lebens- und Ernährungsweise, sondern auch zwischen den Emotionen und dem Haarwachstum. Die seelische Beziehung des Menschen zu seiner Kopfbehaarung scheint ein nicht zu unterschätzender Faktor zu sein, der über Wachstum und Gesundheit dieses so unterschätzten Organs, des Haars, entscheidet. Ich kenne kein Buch über Haare, das so genau die ganzheitlichen Zusammenhänge des Haarwuchses darstellt.

Ich habe das Buch mit Interesse gelesen und sogar das Volumen und die Durchfärbung meines eigenen Haares positiv beeinflussen können. Dem Leser wünsche ich eine im sprichwörtlichen Sinne anregende Lektüre.

Ihr Andreas Winter

Gianni hilft dem Leser, seinen eigenen Kopf kennenzulernen! »Schau nicht auf die Bäume, schau auf den Wald!«, könnte man auch sagen.

■ Vor circa vier Jahren traf ich Gianni Coria zum ersten Mal. Der geplante kurze Austausch über natürliche Wirkstoffe – um glaubhaft dem Phänomen des Haarausfalls entgegenzutreten –, wurde ein langes, intensives Gespräch. Da saß mir ein junger Unternehmer gegenüber, der mit nachdenklichem Engagement auf der Suche nach dem Weg war, Menschen mit Haarproblemen echte Hilfe zu bieten. Eine Intuition wies mich an: »Vertrau diesem jungen Mann. Hier steht erstmals nicht das Marketing-Interesse im Vordergrund, wie man mit großen Versprechen die Anliegen der Betroffenen ausnützen kann, um mit Produkten viel Umsatz zu machen.« Und die Intuition schien mir sagen zu wollen: »Unterstütze diesen an den Haarsorgen der Menschen anteilnehmenden Coach.«

Mit großer Weitsicht, mit klugem Abwägen der möglichen Lösungswege, mit Feingefühl und einem frappierenden Sachverstand gelang es Gianni Coria, innerhalb kurzer Zeit eine Methode zu entwickeln, um verschiedene pathologische Haarphänomene zu beheben. Die Ernsthaftigkeit des Autors erinnert mich an die Aussage von Friedrich Cramer, ehemaliger Direktor des Max-Planck-Instituts für experimentelle Medizin: »Wir sind heute an dem Punkt, an dem wir jede Zelle und damit jede Form von Leben stets als Ganzes studieren müssen. Die heute gängigen Methoden können das nicht leisten. Kausalschemas, wie wir sie aus der Physik kennen, können eben niemals partikular sein. Leben ist immer ganzheitlich. Mag sein, dass man zu Beginn von den sogenannten exakten Wissenschaften belächelt wird. Wir haben es jedoch mit Lebendigem zu tun, und dafür tragen wir Verantwortung« (frei zitiert aus dem Gedächtnis). Im Austausch mit Gianni Coria entdeckte ich es immer wieder: Er hat die Verantwortung übernommen, um alles zu ermöglichen, was das Lebendige der Haare erhält. Dafür danke ich ihm, wünsche ihm jeden Erfolg und gratuliere ihm zu diesem anregenden Buch.

Ihr Jo Marty

Einleitung

Liebe Leserin, lieber Leser,
ich begrüße Sie auf der Reise zu gesunden, vitalen Haaren – entdecken Sie mit mir ihr Geheimnis!

2009 eröffnete ich eine Praxis für tiefenpsychologische Dienstleistungen. Menschen mit den unterschiedlichsten Anliegen kamen zu mir, und so wurde ich eines Tages einer Frau weiterempfohlen, die seitlich am Kopf keine Haare mehr hatte. Nach eineinhalb Jahren erfolgloser dermatologischer Hilfe galt sie als austherapiert und wurde mit den Worten entlassen: »Es ist nur ein Schönheitsfehler.«

Die Kundin war sichtlich verzweifelt und voller Trauer. Durch diese Frau kam ich erstmals in Kontakt mit dem Thema »Haarprobleme«. Ehrlich gesagt wusste ich damals nicht, worauf ich mich eingelassen habe. Und doch ist es uns gelungen, dieses seitliche Haarloch von rund 15 Zentimetern innerhalb von eineinhalb Jahren zu schließen.

Mein Erfolg hat sich rumgesprochen, und ich durfte zahlreiche tolle Erfahrungen bei Männern, Frauen und Jugendlichen in Sachen Kopfhaut- und Haarregeneration miterleben. Mein Antrieb ist es heute, die positiven Erfahrungen mit anderen Menschen zu teilen und ihnen Mut zu machen.

Haare sterben nicht einfach so ab. Oder haben Sie schon einmal einen Menschen gesehen, bei dem ein

> Das Schöne ist, die Kundin erfreut sich auch heute noch, sechs Jahre später, kräftigerer Haare als in ihrer Jugend.

Bein abstirbt oder ein Zahn – ohne ersichtlichen Grund? Stirbt am Körper etwas ab, wird es schwarz, haben Sie schon einmal eine abgestorbene schwarze Kopfhaut wahrgenommen? In den letzten sechs Jahren habe ich intensiv nach Zusammenhängen geforscht und konnte mich mit vielen Spezialisten unterhalten und Gedanken austauschen.

Mein Ziel ist es, dieses gewonnene Fachwissen zu teilen und auch Friseure, die oft nur über geringes Wissen hinsichtlich geeigneter Kopfhautpflege verfügen, aufzuklären und zu sensibilisieren. Meine Reise der Forschung ist noch nicht zu Ende, doch sie ist so weit perfektioniert, dass wir, mein Team und ich, Menschen mit Haarproblemen effektiv und zuverlässig dabei helfen können, die eigenen Haare zurückzugewinnen. Keine Haarwurzel und kein Haarfollikel sind je abgestorben, wir haben lediglich vergessen, die Biologie und somit die Funktionen des Körpers in Bezug auf die Kopfhaut zu verstehen, Haare und Kopfhaut richtig zu pflegen und zu unterstützen.

Erfahren Sie nicht nur, wie die Psyche die Haare beeinflusst oder was unsere Vorfahren über die Kopfhaare dachten, lernen Sie auch, wie sich unsere moderne Ernährung, die Umwelt und die Kosmetik langfristig auf die Haare auswirken. Erkennen wir die Zusammenhänge, ist es möglich, zu schönen und vitalen Haaren zurückzugelangen oder sie zu erhalten. Die Haarqualität in der Jugend ist unser Maßstab.

Betrachten wir die Frisur eines Menschen genauer, so erkennen wir: Haare sind einfach enorm wichtig für jeden Einzelnen von uns. Die Hauptmerkmale einer Person, der Status der Gesundheit, Stress oder Ausgeglichenheit, all das lässt sich unkompliziert an Haarqualität und Frisur feststellen. Selbst drastische Lebensveränderungen werden oft mit einer radikalen neuen Frisur symbolisch nach außen getragen.

Mit diesem Buch erhalten Sie Einblicke in die zahlreichen Ursachen, die zu Haarproblemen führen, und Sie finden Lösungswege zu vollen Haaren und somit zu neuer Lebensqualität.

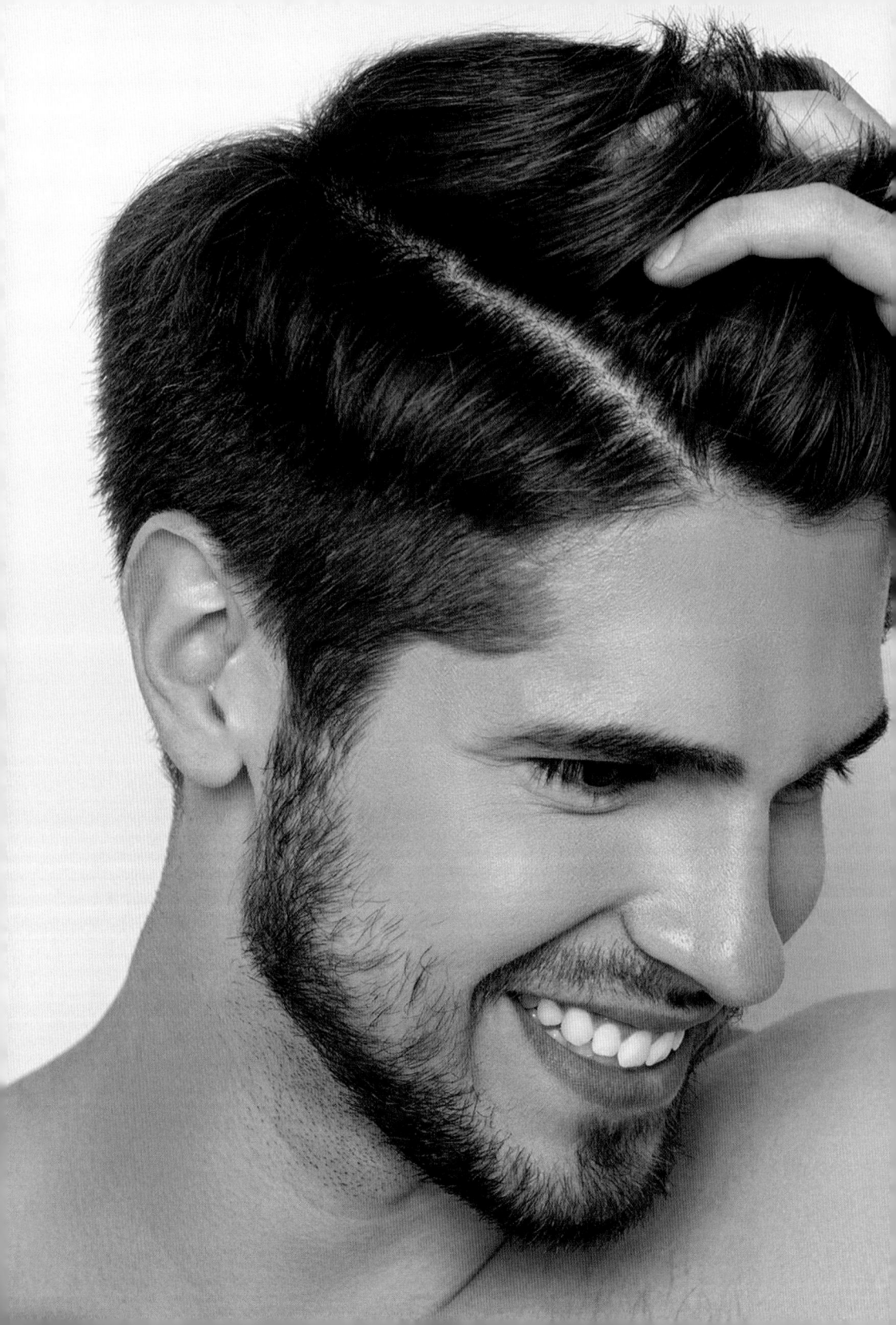

Kapitel 1
Grundlagenwissen Haar und Kopfhaut

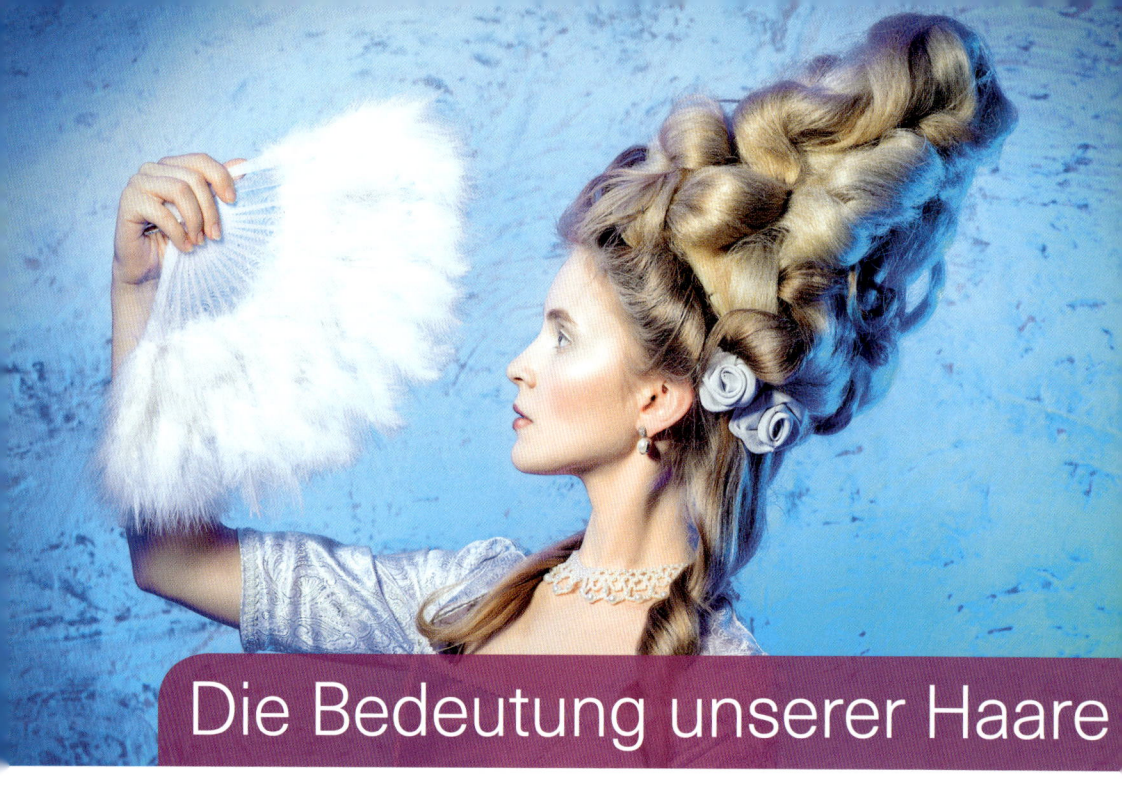

Die Bedeutung unserer Haare

Ein Blick zurück

Seit vielen Tausend Jahren werden über die Haarpracht Botschaften vermittelt, die vom Status bis hin zu religiösen und politischen Ausrichtungen reichen. Das Erscheinungsbild und die Schönheit benötigten schon immer viel Zeit und besondere Aufmerksamkeit. Die Haare hochzustecken, zu waschen, zu schneiden, zu färben, zu bürsten, zu stylen und zu verschönern, war schon immer ein menschliches Bedürfnis. Die Art und Weise, wie das Haar präsentiert wird, wurde gesellschaftlich oft auch vorgegeben.

Die besondere Stellung der Haare geht bis ins alte Ägypten zurück, schönes Haar galt als Ausdruck der Gesundheit. In der Antike wurden lange Haare als ein Geschenk der Götter betrachtet – für freie, lebensbejahende Menschen. Seit Konfuzius wurden auch in China die Haare als ein Geschenk und als Zeichen hoher Moral betrachtet. Haare sollten geachtet und sorgfältig gepflegt werden. Einem Ehrenmann war es in China grundsätzlich auferlegt, bis zu seinem Tod eine Kopfbedeckung zu tragen. Haare galten als Zeichen von Würde.

Auch bei den Germanen waren lange Haare ein Zeichen für Harmonie, für Kraft, Macht und Autorität. Hatte ein Mensch seine Haare verloren, galt dies als die größte Erniedrigung. So wurden Straftätern und Sklaven die Haare abgeschnitten, und sie galten vor dem Volk als minderwertige Menschen. Bei den Römern hat man den Eindruck, dass sie keinen sehr großen Wert auf die Frisur eines Mannes legten. Weitverbreitet war bei den Männern ein schlichter kurzer, glatter Haarschnitt. Männer, die lange Haare trugen, wurden zu dieser Zeit als Heiden bezeichnet und waren in den Augen der Römer schlicht Wilde.

Die Priester trugen bereits früh eine Tonsur, als Zeichen für Unterwerfung und Demut, im Sinne von: »Gott ist mächtig, und wir sind Diener Gottes«. Bei den Asiaten gibt es heute noch Mönche, die ihre Haare abrasieren – ihr Signum für das Entsagen aller materiellen Dinge. Frauen tragen seit Ewigkeiten lange Haare. Durch die Tausende von Jahren alte Tradition scheint dieses Erscheinungsbild tief im Unterbewusstsein des Mannes verwurzelt zu sein, wie folgender Studienbericht zeigt. Forscher aus Südengland veröffentlichten im »Scandinavian Journal of Psychology«: Männer nehmen Frauen mit langen Haaren (bis Nacken, Schultern und Rücken) als jung, gesund und mit hohem Fruchtbarkeits-Potenzial ausgestattet wahr. Die Forscher fanden heraus, dass Männer fast doppelt so häufig die fallen gelassenen Handschuhe einer Frau mit schulterlangen Haaren vom Boden aufhoben und mit ihr ins Gespräch kamen, als sie es bei Frauen mit kürzeren Haaren taten.

In diesem Zusammenhang muss wahrscheinlich auch die Verbindung von Mutter und Kind betrachtet werden. Die Zuneigung einer Mutter mit langen Haaren zu ihrem Kind schafft unbewusst zahlreiche seelische Verknüpfungen, die tief in uns verwurzelt werden. Es wäre spannend, auch diesen Aspekt in eine Studie einfließen zu lassen und die Reaktionen von Erwachsenen zu untersuchen, die eine Mutter mit kurzen Haaren hatten. Alte Geschichten aus dem Hinduismus, aus Richtungen des Pantheismus, von den Indianern und aus dem Buddhismus erzählen uns, dass Haare geistige Antennen sind und Informationen speichern. Haare fördern die Verbindung zur Ahnenwelt, zu den verstorbenen Vorfahren, sie fördern die Intuition, kanalisieren aber auch physische und sexuelle Kraft. Zudem gelten lange Haare als Ausdruck für Wohlstand, langes Leben oder Glück. In manchen Kulturen ist es auch heute noch verboten, die Haare abzuschneiden.

Haare sind nicht nur ein äußeres Zeichen von Schönheit und Anmut. Je nach Gestaltung oder Farbe, Länge oder Schnitt haben sie stets auch symbolischen Charakter, sie stehen für etwas, sind Zeichen von Zugehörigkeit oder Abgrenzung.

Haare als Symbol

Die besondere Wertschätzung verdankt das Haar den Vorstellungen unserer Ahnen über die ihm innewohnenden Kräfte. Im früheren Volksglauben in Europa galten die Kopfhaare als Sitz unserer Lebenskraft. Mit dem Abschneiden der Haare ging diese Kraft verloren und in die Gewalt und Obhut desjenigen über, in dessen Besitz sie gelangten. Man nahm an, wer ein Haar von einem anderen besaß, hatte Macht über ihn. Wollte eine Frau ihre Liebe bekräftigen, so schenkte sie ihrem

Liebsten eine Haarlocke. Wer sein Haar an jemanden verschenkte, lieferte sich der anderen Person symbolisch aus. Früher galt ein Haar als die stärkste zwischenmenschliche Verbindung. Somit wurde das Haar zum persönlichsten Andenken, das man einem Menschen geben konnte. Haare zu verschenken, war weitverbreitet – und Haarkünstler ein beliebter Beruf. Künstlerisch konnte beinahe alles mit Haaren gemacht werden. Damit Haare gut verarbeitet werden konnten, musste die Länge eines Haares rund 20 Zentimeter betragen. Von Colliers über Armbänder, Fingerringe, Ohrringe, Krawattennadeln, Uhrketten bis zu Brillenketten konnten alle Wünsche realisiert werden. In den Schweizer Alpen wurde früher der Brauch gepflegt, dass junge Frauen zur Hochzeit ihren Ehemännern aus ihren abgeschnittenen Haaren Uhrketten flochten und sie ihnen schenkten. Haare zu Schmuck zu verarbeiten, ist mit dem Ersten Weltkrieg weitgehend in Vergessenheit geraten, und den Berufsstand der Haarflechterei findet man nur noch sehr selten.

Haare und ihre Schutzfunktion

Haare schützen den Menschen vor Hitze, Kälte, Wind, Sonnenstrahlen, Staub und Schweiß, und sie unterstützen unseren Tastsinn.

Heutzutage spüren wir bewusst nicht besonders viel von diesen Vorteilen, da es schlichtweg »normal« für uns ist, Haare zu haben. Doch gibt es viele Menschen, wie zum Beispiel Chemotherapie-Patienten, die innerhalb von zwei bis drei Wochen nach dem ersten Eingriff all ihre Haare verlieren. Ab diesem Zeitpunkt plagt diese Menschen oft ein Kältegefühl, und nachts im Bett müssen sie Mützen und/oder Socken anziehen.

Daran erkennen Sie bereits sehr genau, welch wichtigen Beitrag unsere Haare zum Erhalt der Körperwärme leisten. Ein Mensch mit Glatze hat ebenfalls oft einige Narben am Kopf, vor allem Kinder. Denn fehlen die Haare, so fehlt auch die Verlängerung unseres Tastsinns, und Hindernisse werden nicht frühzeitig erkannt.

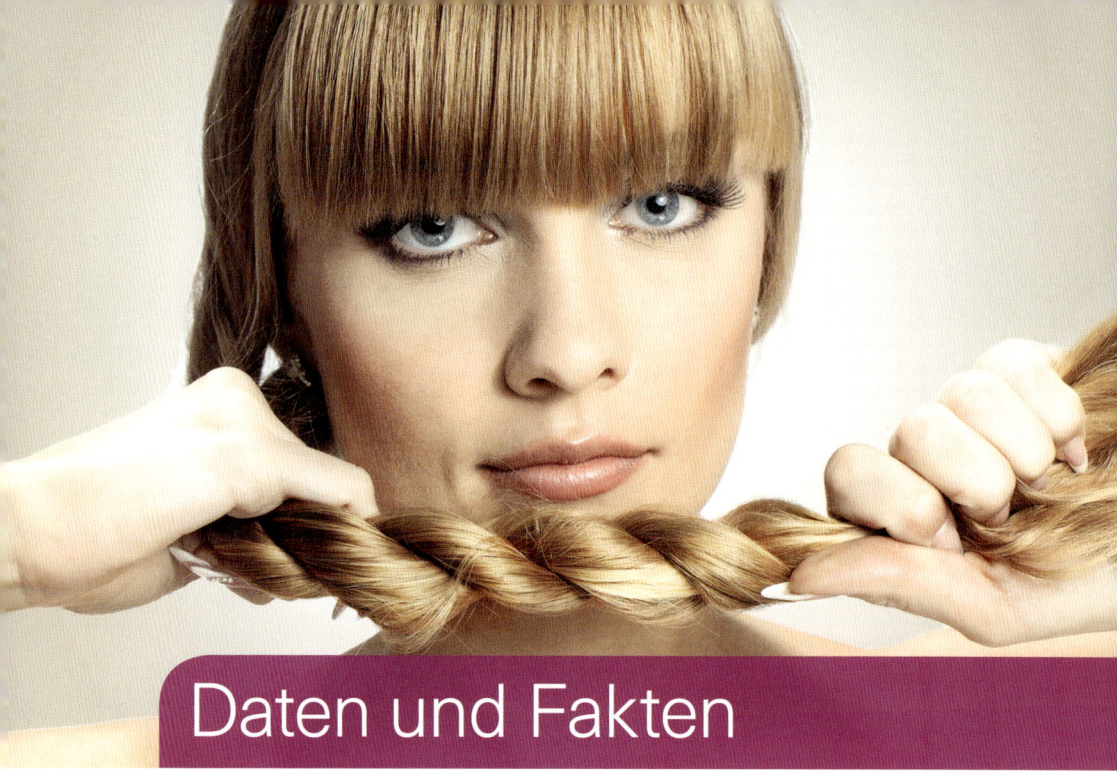

Daten und Fakten

Haare – ein Steckbrief

Die drei Haararten

Unterschieden werden drei Haarqualitäten: Die Langhaare bezeichnen die Kopfhaare, die Bart- sowie die Achsel- und Schambehaarung. Die Borstenhaare sind die Augenbrauen, die Wimpern und die Nasen- und Ohrenhaare. Und die übrige Behaarung wird als Woll- oder Flaumhaar bezeichnet.

Haar ist nicht gleich Haar – es gibt jede Menge Erkenntnisse, die viel Erstaunliches über unser Haar verraten und letzten Endes auch Klarheit schaffen, wenn Probleme auftauchen.

Anzahl der Kopfhaare

Ein Mensch mit blonden Haaren hat etwa 150000 Haare auf dem Kopf, Brünette nennen circa 110000 Haare ihr Eigen, Schwarzhaarige rund 100000 und Rothaarige etwa 90000.

Haardichte

Auf der Kopfhaut befinden sich zwischen 140 und 240 Haare pro Quadratzentimeter.

Haarwachstumszeit

Das Wachstum der Haare beträgt 0,03 Millimeter pro Tag, pro Monat ist es rund ein Zentimeter.

Haardicken

Haardicken von 0,02 bis 0,04 Millimeter zählen zu feinem Haar, 0,05 bis 0,07 Millimeter gelten als normale Haare, und alles über 0,08 Millimeter wird als dickes Haar definiert. Rothaarige Menschen haben oft dickere Haare und blonde Menschen eher feine.

Tiefe des Haarfollikels

Ein Haar sitzt zwei bis fünf Millimeter tief im Haarfollikel (Follikel = Schlauch) beziehungsweise in der Kopfhaut.

Lebenszyklus der Haare

Die Lebensdauer der Kopfhaare beträgt zwei bis acht Jahre. Ausnahmen bestätigen die Regel: Es gibt Menschen, da leben die Haare bis zu zehn Jahre. Solange ein Haar von den Blutbahnen genährt wird, spricht man von einem lebendigen Haar. Laut Medienberichten wurden Haarlängen von 5,6 bis 6,2 Metern gemessen.

Bewusste positive Aufmerksamkeit ist ein tolles Rezept für unsere Haare. Menschen, welche die Haare bis zum Boden tragen, verbringen täglich Stunden mit natürlicher Haarpflege und dem Bürsten, und dies mit viel Freude. Das bewusste und liebevolle Kümmern um sich selbst ist eine persönliche Wertschätzung, die sich definitiv in unserer Gesundheit widerspiegelt.

Lebenszyklus der Augenbrauen und Wimpern

Die Augenbrauen eines Menschen halten rund ein Jahr, und die Wimpern werden im Durchschnitt alle 150 Tage erncuert.

Haarverlust pro Tag

Die Schulmedizin definiert einen Haarverlust von 50 bis 150 Haaren pro Tag als normal.

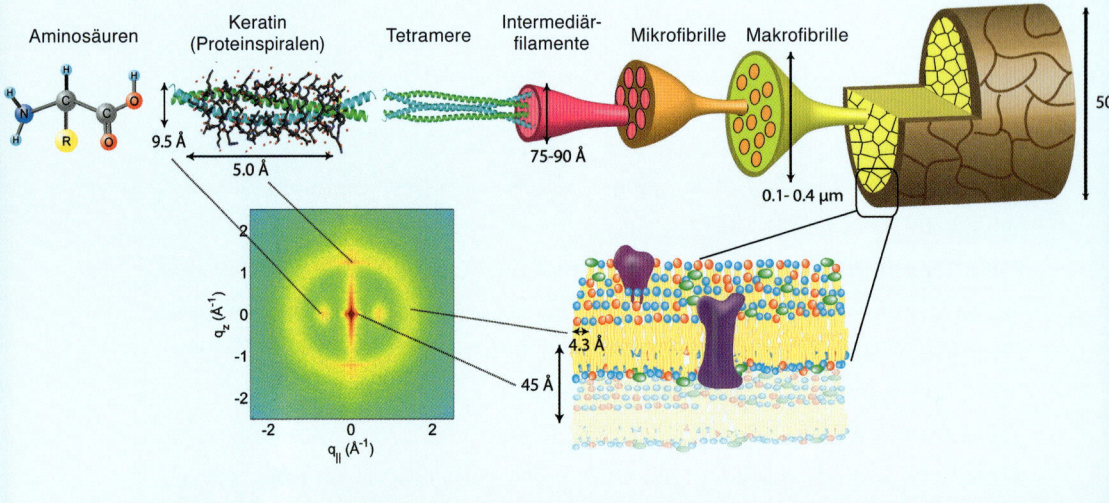

Aminosäuren — Keratin (Proteinspiralen) — Tetramere — Intermediär-filamente — Mikrofibrille — Makrofibrille

9.5 Å
5.0 Å
75-90 Å
0.1- 0.4 µm
50

q_z (A^{-1})
2
1
0
-1
-2
-2   0   2
$q_{||}$ (A^{-1})

4.3 Å
45 Å

Der Haaraufbau

Der Hauptbestandteil unserer Haare ist Eiweiß, das sich in Verbindung mit Sauerstoff zu Keratin verhärtet. Unser Haar ist in drei Schichten aufgebaut: Schuppenschicht »Cuticula«, Faserschicht »Cortex« und Markkanal »Medulla«. Im Bild (→ Seite 19) sehen Sie diesen Haaraufbau dargestellt.

Der Haarschaft ist nicht glatt, sondern geschuppt, ähnlich wie bei einem Tannenzapfen. Durch die richtige Pflege lassen sich die »Schuppen« flach anlegen und schenken den Haaren den natürlichen Glanz.

Die Schuppenschicht

Die äußerste Schicht des Haares bezeichnet man als »Cuticula« oder Schuppenschicht. Die zahlreichen flachen Schuppen können sechs bis zehn Schichten dick sein und sind, ähnlich wie bei einem Tannenzapfen, zur Spitze hin orientiert. Dieser Schichtaufbau gilt als verhornt und abgestorben. Ist ein Haar gesund, liegt die Schuppenschicht flach an und ergibt den natürlichen Glanz. Werden basische Stoffe auf das Haar aufgetragen, öffnen sich die Schuppen. Saure Produkte und kaltes Wasser helfen der Schuppenschicht dabei, sich zu schließen, und fördern den natürlichen Haarglanz.

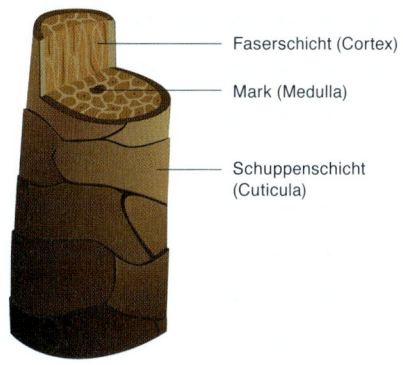

Aufbau der menschlichen Haare

Faserschicht (Cortex)

Mark (Medulla)

Schuppenschicht (Cuticula)

Die Faserschicht

Die Faserschicht »Cortex« macht mit rund 80 Prozent den größten Teil des Haares aus, wie in beiden Bildern schön zu sehen ist. Ein konventioneller Friseur arbeitet mit seinen synthetischen Farben in diesem Faserschichtbereich. Die vielen feinen Fasern sind spiralförmig aufgebaut. Auch unser Blut fließt im Spiralprinzip durch unseren Körper, ansonsten würde es nicht überall hingelangen. Die zahlreichen Faserbündel bestehen aus Keratinfasern, den Fibrillen. Die Fibrillen sind auch im Fasziensystem im Körper zu finden. Wie genau das Haar sich in dieser

Schicht aufbaut und zusammenhält, ist noch nicht 100-prozentig geklärt, vermutlich gibt es ein Verkitten dieser Zellen durch eine »Kit«-ähnliche Substanz, was dann die Elastizität und Reißfestigkeit bestimmt.

Der Markkanal

Im Zentrum des Haares, in Längsrichtung, ist der Markkanal, »Medulla« genannt, zu finden. Dieser ist mit einer Kopfhautkamera vor allem bei weißen Haaren gut sichtbar. In diesem Markkanal kann teilweise eine Flüssigkeit gefunden werden. Ist ein Haar abgestorben beziehungsweise von der Papille getrennt, fehlt diese Flüssigkeit. Wie bereits erwähnt, sterben die Haare alle zwei bis acht Jahre ab und werden vom Körper ersetzt. Laut der Wissenschaft dient diese Flüssigkeit im Markkanal zur Regelung der Haarfeuchtigkeit vom Ansatz bis in die Spitzen. Doch aus meiner Sicht gehört diese Flüssigkeit auch zu unserem Fasziensystem, worauf ich später nochmals zurückkomme.

Natürliche Haarpigmentierung

Die Haarfarbe wird von der Melanin-Produktion beeinflusst, die genetisch weitergegeben wird. Dabei wird zwischen Eumelanin (Schwarz-Braun-Pigment) oder Phäomelanin (Rot-Pigment) unterschieden. Die

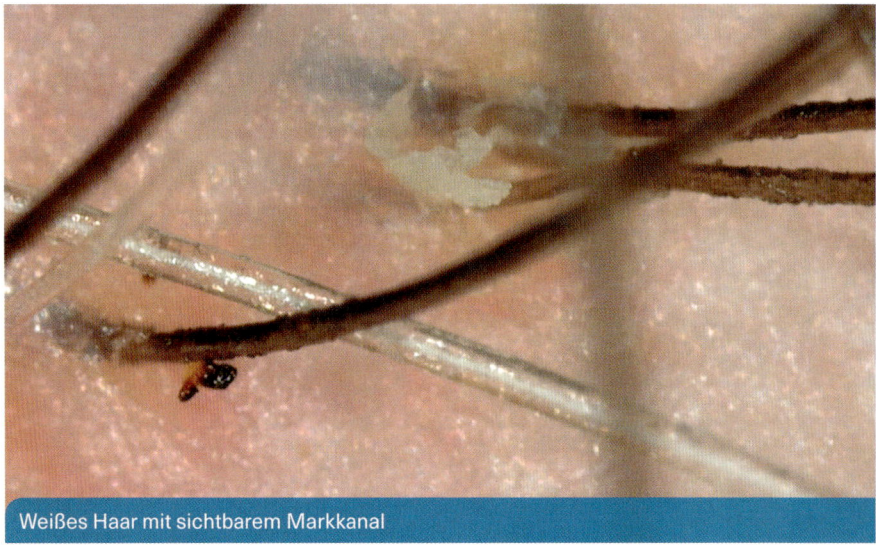

Weißes Haar mit sichtbarem Markkanal

Unterscheidung von schwarzen oder braunen Haaren ist somit abhängig von der Anzahl der braunen oder schwarzen Eumelanin-Anteile. Die rothaarigen Menschen besitzen eine hohe Konzentration an Phäomelanin, wobei der Körper bei blonden Menschen ein Gemisch von wenig braunem Eumelanin mit viel Phäomelanin produziert.

Weiße Haare sind in Wirklichkeit transparent, wie auf dem Bild auf Seite 20 gut sichtbar ist. Bei weißen Haaren ist der Markkanal ebenfalls oft sehr gut zu sehen.

Graue Haare
(weiße, transparente Haare)

Noch vor nicht einmal 100 Jahren hatten viele Menschen bis zu ihrem achtzigsten Lebensjahr kein Problem mit grauen Haaren. Ich höre oft von Kunden, dass ihre Großeltern erst mit neunzig die ersten grauen Haare hatten. Graue Haare sind ein Neuzeit-Phänomen, das immer jüngere Menschen betrifft, oft weit unter Dreißigjährige.

Wissenschaftler der Johannes-Gutenberg-Universität Mainz und der University of Bradford in England haben den Grund für die Grau-Weiß-Färbung der Haare gefunden: Wasserstoffperoxid entsteht beim Stoffwechsel überall im menschlichen Körper in kleinen Mengen und dies auch im Haar. Durch das Altern nehmen diese Mengen an Wasserstoffperoxid zu, weil der Körper mit dem Zerlegen von Wasserstoffperoxid in die Bestandteile Wasser und Sauerstoff nicht mehr nachkommt. Es heißt, ein Enzym namens Tyrosinase wird durch das Wasserstoffperoxid angegriffen und oxidiert die Aminosäure Methionin, was ein Anhalten der Melanin-Produktion bedeutet. Vielleicht kennen Sie auch Personen, die über Nacht ergraut sind? Auslöser waren da meist Schockerlebnisse. Viele Berichte gibt es aus dem Zweiten Weltkrieg, zahlreiche Menschen sind damals über Nacht ergraut. Aber auch heute kann beispielsweise der Verlust eines Menschen die Haare über Nacht ergrauen lassen. Liebe Menschen zu verlieren, kostet enorme psychische Energie, was oft an den Haaren seinen Ausdruck findet.

Aus Erfahrung weiß ich, dass durch reichhaltige Nahrungsergänzung – wie zum Beispiel durch das sogenannte Super-Food Moringa – und Entgiftung der Körper wieder die Möglichkeit erhält, Wasserstoffperoxid abzubauen oder den Mangel an Melanin wieder auszugleichen. Völlig natürlich kommt die Haarfarbe langsam wieder zurück. Hat jemand graue Haare, so müsste dies nicht zwingend für immer sein. Durch die richtige Versorgung kann unter Berücksichtigung einiger zusätzlicher Punkte wie Stressausgleich und Vermeiden synthetischer Produkte die ursprüngliche Haarfarbe wieder zurückerlangt werden. Viel Geduld ist hier gefragt, es muss mit ein bis zwei Jahren gerechnet werden, um die Mängel wieder auszugleichen.

Seit einer Million Jahren gedeiht unser biologischer Körper parallel zur Flora auf unserem Erdball. Dadurch kennt unser Körper die Pflanzen sehr gut und reagiert entsprechend darauf. Werden Pflanzen richtig eingesetzt, hilft dies dem Körper nebenwirkungsfrei zur Stärkung, Reinigung und Zellverjüngung.

Haarfollikel, Talgdrüse und das Fasziengewebe

100 000 bis 150 000 Haare befinden sich auf dem Kopf. Jeder Haarfollikel hat eine Talgdrüse, einen Haarmuskel und eine eigene Blutversorgung. Natürlich ist jeder Follikel auch an das Nervensystem angeschlossen. Zudem sind die Haarfollikel in ein Fasziensystem eingebettet.

Bei genauer Betrachtung könnten wir auch sagen, wir haben zahlreiche Miniorgane auf der Kopfhaut sitzen. Talgdrüsen sind überall auf der Dermis (Haut) und befinden sich in der Regel neben und in Verbindung

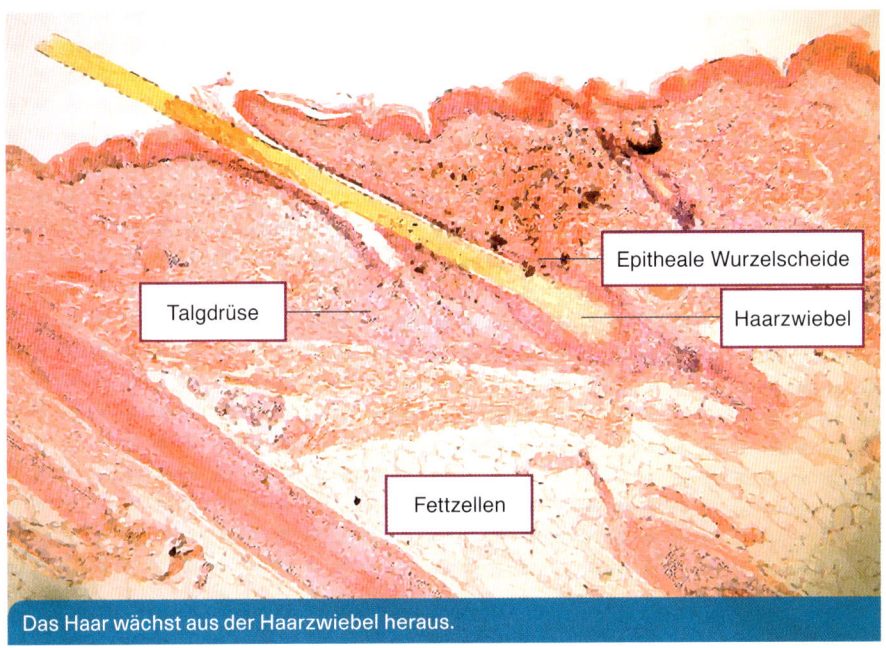

Epitheale Wurzelscheide

Talgdrüse

Haarzwiebel

Fettzellen

Das Haar wächst aus der Haarzwiebel heraus.

mit einem Haarfollikel. Über diesen Follikelschlauch stoßen die Talgdrüsen über den gesamten Körper Talg (Sebum) aus. Im Schnitt drei Gramm pro Tag, wobei ein Gramm über die Kopfhaut ausgeschieden wird. An den Regionen von Lippen, Geschlechtsteilen und Anus befinden sich direkte Talgdrüsen, die nicht über die Haarfollikel arbeiten. Tote Zellen lösen sich auf und bilden Fetttropfen, die über die Follikel auf die Hautoberfläche transportiert werden. Talg besteht aus Triglyceriden und sauren Stoffwechsel-Endprodukten – dazu zählen freie Fettsäuren, Cholesterol und Ester. Die genaue Funktion des Talgs ist wissenschaftlich noch nicht vollständig geklärt. Talg gilt als natürliche Haut-, Kopfhaut- und Haarpflegesubstanz, was für Geschmeidigkeit sorgt. Weiter sorgt der Talg für den individuellen Körpergeruch und schützt vor ungewollten Bakterien und Viren.

Wenn Talgdrüsen zu wenig Talg produzieren, wird die Haut zu trocken und anfälliger für Falten. Umgekehrt führt zu viel oder zu harter Talg häufig zu Akne.

Die Produktion des Talgs wird hormonell durch Testosteron gesteuert. In geringen Mengen wird dieses Hormon in den Nebennieren gebildet. Der größte Anteil der Synthese erfolgt jedoch bei erwachsenen Männern im Hoden und bei Frauen in den Ovarien. Hormone sind Botenstoffe, die in einer Folge reagieren, dies bedeutet nicht, dass die Hormone das grundlegende »Problem« sind, sondern die Frage ist, weshalb schüttet der Körper zu wenig oder zu viele Botenstoffe aus.

Leider existieren noch keine detaillierten Bilder darüber, wie ein Fasziensystem auf der Kopfhaut exakt aussieht. Seit ungefähr der Jahrtausendwende hört man den Begriff Faszien immer mehr. Früher wurde vom Bindegewebe oder von der »Schleimschicht« gesprochen.

Die Schulmedizin erkennt diese Faszien nur teilweise an, je nach Informationsstand des Arztes. Die Mediziner tun sich noch etwas schwer mit den Faszien, da es sich um eine relativ neue Erkenntnis handelt. Wird ein toter Mensch »aufgeschnitten«, sind diese unregelmäßig dicken weißen Faszien eine unbedeutende Schicht und nur im Weg. Lebt ein Mensch aber, dient das perfekt organisierte Fasziensystem, was sich wie ein dreidimensionales Netz durch den gesamten Körper, durch jedes Organ und jeden Muskel zieht, als riesige Datenautobahn. Wie ein weißes transparentes Ganzkörperkleid können Sie sich dieses System

Hormone können aus dem Ruder geraten, gehören jedoch nicht zur Ursache einer Problematik, sondern sind bereits die Folge einer gesundheitlichen Dysbalance. Die Frage stellt sich, weshalb es dazu kam …

vorstellen. Diese Faszien sind beim lebenden Menschen mit einer Flüssigkeit gefüllt, welche in Lichtgeschwindigkeit Informationen rauf- und runtersendet.

Stellen Sie sich vor, Sie gehen auf einem Feldweg: Wie bei einem Radar überprüft dieses System die Bodenbeschaffenheit und sendet dem Hirn die Datenlage, noch bevor Sie mit dem Fuß auftreten. Dies ist von großer Bedeutung, denn der Gleichgewichtssinn muss frühzeitig arbeiten, damit Sie sicher auf den Boden auftreten. Dieses geniale System verfügt über eine Art erweiterten Tastsinn, sorgt für unglaubliche Kommunikation und für vieles mehr. Wir beginnen erst in der heutigen Zeit langsam, es zu verstehen. Störungen in den Faszien zeigen sich durch eine Art des Verklebens, was zu einer Vielzahl von Problemen im Körper führen kann.

Aus diesem Grund gibt es heute auch immer mehr Faszien-Therapeuten. Denn wenn dieses Bindegewebs-System verklebt, kommt es zu Schmerzen und anderen störenden Blockaden. Ich behaupte heute, diese Flüssigkeit, die wir in den Faszien vorfinden und die den Körper in Lichtgeschwindigkeit kommunizieren lässt, ist dieselbe Flüssigkeit, die wir im Markkanal der Haare vorfinden. Dies würde die Aussage unserer Vorfahren: »Haare wirken wie Antennen und fördern unsere intuitiven Fähigkeiten« bestätigen. Tragen wir längere Haare, dann haben wir mehr von dieser Flüssigkeit in den Haaren, die uns besser Informationen empfangen lässt und die Intuition fördert. Spannend ist auch: Wenn sich bei einem Mann die Kopfhaare langsam verabschieden, produziert der Organismus mehr Körperhaare.

Zukunftweisende Faszienforschung

Es gibt mittlerweile viele Bücher und Berichte über Faszien, und die Faszien-Forschung unter anderem an der Universität in Padua wird uns zukünftig bestimmt noch viele weitere wissenschaftlich fundierte Erkenntnisse liefern können.

Haarpapille oder Bindegewebszapfen

Die Haarpapille liegt am unteren Ende des Haarfollikels. Diese Haarpapille in Kombination mit den Faszien schauen wir uns noch etwas genauer an. Die Haarpapille wird auch Bindegewebszapfen genannt und gehört dem Namen nach zu unserem Bindegewebe sprich zu unserem Fasziensystem. Wir wissen heute, dass Faszien ein dreidimensionales Netzwerk sind, das Daten in Sekundenschnelle im Körper verteilt. Alles, was in Kontakt kommt mit diesem Bindegewebszapfen, wird vom Körper wie ein Schwamm aufgezogen und verteilt sich. Die Haarpapille sitzt ungefähr zwei bis fünf Millimeter tief in der Lederhaut und ist das eigentliche Wuchszentrum eines Haares.

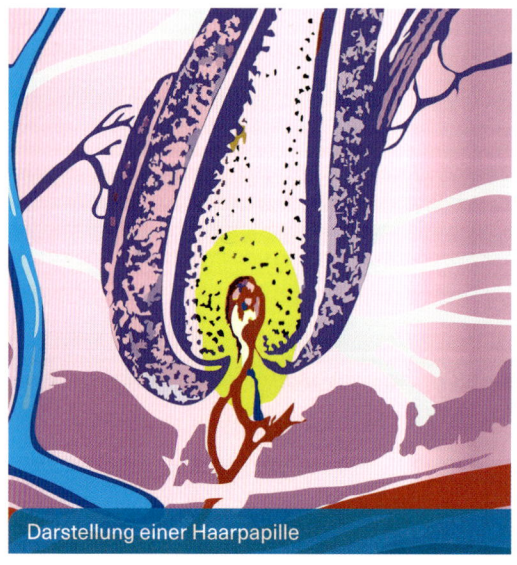

Darstellung einer Haarpapille

Die Haarpapille wird durch feinste Blutgefäße (Kapillargefäße) mit Nährstoffen versorgt. Da sich das Haar aus Keratinzellen aufbaut, die wie elastische Hornfedern wirken, ist eine Versorgung mit Protein (z. B. in Fleisch, Nüssen, Samen) und essenziellen Fettsäuren (z. B. in kalt gepressten Pflanzenölen) besonders wichtig.

In der Haarpapille werden die Zellen für die Haare gebildet

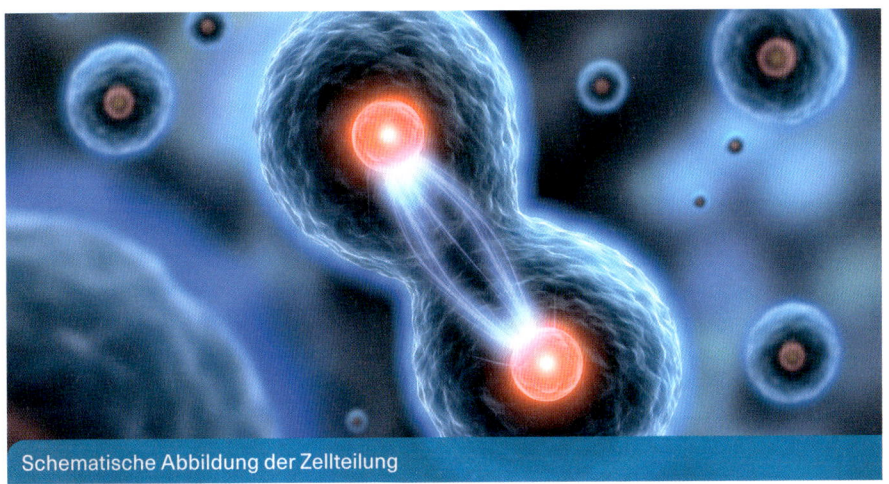

Schematische Abbildung der Zellteilung

und an die Hautoberfläche weitergeschoben. An der Oberfläche der Haut verhornt das weiche Protein, aus dem die Haare bestehen, zu Keratin. Ungefähr fünf Millimeter über der Hautoberfläche hat ihr Haar seine endgültige Stabilität erreicht. Die bei der Zellteilung entstehenden Stoffwechselrückstände werden über die Lymphe abtransportiert.

Wird ein Haar ausgerissen, ist dies kein Problem, die Haarpapille kann wieder ein neues Haar aufbauen – sofern die Bedingungen vorhanden sind.

Immer wieder höre ich, wenn sich jemand ein Haar mit einem gelblichen Zapfen ausreißt: »Oje, jetzt habe ich das Haar mit der Wurzel entfernt.« Es ist völlig irrelevant, ob das Haar mit einer Wurzel ausgerissen wird, denn Haare werden von der Haarpapille aufgebaut. Das Tolle daran ist, die Haarpapille können Sie nicht entfernen, auch wenn Sie das Haar x-mal ausgerissen haben. Es ist die Aufgabe einer Haarpapille, Haare zu bauen. Verfügt die Haarpapille über optimale Bedingungen, wird sie ein ganzes Leben lang Haare produzieren. Denken Sie an die Menschen, die mit Lasergeräten ihr Haarwachstum stoppen möchten: Es dauert ein Jahr, bis sich kein Haar mehr bildet. Oder die Beine werden epiliert, ist dies nicht eine endlose Geschichte?

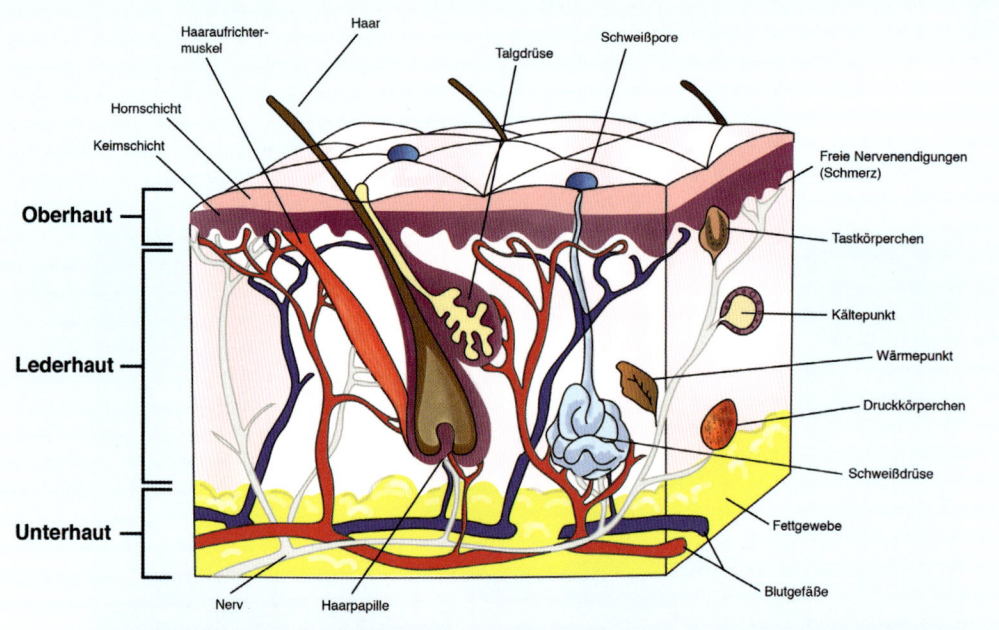

Haaraufrichter-muskel
Haar
Talgdrüse
Schweißpore
Hornschicht
Keimschicht
Freie Nervenendigungen (Schmerz)
Oberhaut
Tastkörperchen
Kältepunkt
Wärmepunkt
Lederhaut
Druckkörperchen
Schweißdrüse
Unterhaut
Fettgewebe
Blutgefäße
Nerv
Haarpapille

Haut und Kopfhaut

Unsere Kopfhaut gehört zur Haut, dem größten Organ unseres Körpers. Deswegen schauen wir uns dieses geniale Organ etwas genauer an. Die Haut umfasst rund zehn Prozent unseres Körpergewichts und besitzt rund eineinhalb bis zwei Quadratmeter Fläche. In 24 Stunden wälzt die Haut circa 160 Liter Blut und einen halben bis zehn Liter Wasser um. Über die Haut werden Informationen wie Berührung, Vibration, Druck, Wärme, Kälte und Schmerz empfangen und dem Gehirn weitergemeldet. Unsere Haut besteht aus mehreren Schichten und ist ein Reaktions-, Regulations- und Kompensationssystem. Sind unsere Organe im Körper durch Verarbeitungsprobleme angeschlagen, kommt oft die Haut zu Hilfe. Stellen Sie sich den Körper wie eine große, gut funktionierende Familie vor.

Die Oberhaut

Wir können die Oberhaut oder Epidermis sehen. Sie ist etwa 1,3 Millimeter stark und besteht zunächst aus abgestorbenen Schichten Oberhautzellen, der Hornschicht. Diese versiegelt die Haut. Sie ist so dicht, dass sie nur einfache, kleinste Moleküle durchdringen können.

In der Epidermis eingelagert sind die Pigmente (Farbkörnchen), welche Melanin enthalten. Sie bestimmen unsere Hautfarbe. Je mehr Pigmente und je höher diese in der Hornschicht liegen, desto dunkler ist unsere Haut.

Die Hornschicht

Die Hornschicht der Epidermis liegt auf der Leuchtzellenschicht und auf einer feinen Schicht aus Keratin auf, welche zusammen den eigentlichen Schutzmantel unserer Haut bilden.

Die Keimschicht

Auf der untersten Schicht der Epidermis, der Keimschicht, werden ständig neue Hautzellen gebildet, welche die alten Hautzellen nach außen bzw. nach oben in die Hornschicht drängen. Dort werden die obersten Zellen durch Waschen oder Reibung an unserer Kleidung und Bettwäsche abgeschuppt. Von der Bildung einer neuen Hautzelle bis zu ihrem Abschuppen vergehen normalerweise vier Wochen (also etwa 28 Tage), das bedeutet, dass sich unsere Haut jeden Monat erneuert. Schuppt die Haut nicht normal ab, so kommt es zu harter, verstopfter und fahler Haut.

Die Lederhaut

Die Schicht darunter ist die Lederhaut, auch Corium genannt. In der Lederhaut finden wir elastische Fasern, das Bindegewebe. Die anfänglich zarte Bindegewebssubstanz ist bei Kleinkindern gallertartig und wandelt sich im Laufe des Lebens in ein feste, widerstandsfähige Substanz um – das Kollagen.

In der Lederhaut finden wir auch die Blutgefäße, die Sauerstoff und Nährstoffe zu den oberen Hautschichten bringen, Lymphgefäße,

Pigmentzellen, Schweißdrüsen (etwa 300 pro Quadratzentimeter), Talgdrüsen, Nervenfasern und Haarwurzeln (Haarfollikel).

Unterhaut

Als letzte Hautschicht folgt schließlich die Unterhaut oder Subcutis. Sie ist eine nahtlose Fortsetzung der Lederhaut und besteht aus lockerem Bindegewebe, das Lymph- und Blutgefäße enthält. Wird das Bindegewebe hart, können sich die darüber befindlichen Schichten nicht mehr richtig hin- und herbewegen – die Haut verliert an Elastizität.
Diese Schicht dient hauptsächlich als Fettpolster, in dem der Körper des Menschen bis zu 20 Kilogramm Fett speichern kann.

Das Bindegewebe (die Faszien)

Faszien sind ein multifunktionales Wunderwerk der Schöpfung. Sie dienen dem Schutz, der Stabilität, sie stützen, umhüllen, trennen, übernehmen den Informationsfluss, reagieren unmittelbar auf Einflüsse und sind zentraler Teil des Körpergedächtnisses.

Das Bindegewebe hält alle Zellen im Körper an ihrem Platz und versorgt sie mit Nährstoffen – und transportiert den anfallenden Müll bis zu den Lymphbahnen.
Ein Hauptbestandteil des Bindegewebes ist das Elastin. Jede Zelle unserer Haut liegt in diese Substanz eingebettet. Aber nicht nur durch das zunehmende Alter, auch durch Umweltschadstoffe, schlechte Ernährung, Sauerstoffunterversorgung, geringe Durchblutung, hormonelle Veränderungen, Stress, seelische Belastungen und vererbte Faktoren verändert sich diese Grundsubstanz.

Die Kopfhaut

Klassische Friseure lernen in der Ausbildung kaum etwas über die Kopfhautpflege, dafür alles über Haare. Die Kopfhaut ist seltsamerweise eine Tabuzone, der man bisher viel zu wenig Beachtung geschenkt hat. Man bekommt ein wenig den Eindruck, als ob die Dermatologen denken, die Haarkosmetikindustrie sorge sich um einen Großteil der Kopfhautthemen, und die Kosmetikindustrie hofft, die Dermatologen und Hautärzte werden sich schon kümmern. Somit fühlt sich niemand so wirklich verantwortlich für dieses Thema.

Deshalb gibt es heute Haarwuchs-Spezialisten. Sie sind Vermittler zwischen Kosmetik und Schulmedizin. Ein Friseur mit der Weiterbildung zum Haarwuchs-Spezialisten kümmert sich um die aktive Kopfhautpflege, weil er weiß, dass eine falsch gepflegte Kopfhaut für einen Menschen Folgen für die Haardichte und die Haarqualität hat. Die Kopfhaut funktioniert wie in der Natur der Acker oder der Nährboden. Pflegen wir den Acker gut, dann können die Pflanzen vital und stark wachsen.

Die Kopfhaut ist genauso aufgebaut wie unsere Haut. Im Gegensatz zur Haut befinden sich jedoch pro Quadratzentimeter zehnmal so viele Haarfollikel in der Lederhaut. Sie ist ausgestattet mit Talgdrüsen, Schweißdrüsen, Nerven und Immunabwehrzellen. Der Körper benutzt die Kopfhaut unter anderem zur Entgiftung – wie die restliche Haut auch.

Durch die 100 000 bis 150 000 Haarfollikel können Sie sich die Kopfhaut wie ein Sieb vorstellen. Abbaustoffe, die über die Haut ausgeschieden werden, sind, wie bereits erwähnt, Triglyceride, vermischt mit sauren Stoffwechselendprodukten. Können abzubauende Stoffe nicht ausgeschieden werden, weil die Konsistenz des Talgs zu klebrig und zu zäh ist – statt cremig und leicht fließend –, kann es zu einem Stau kommen. Ein über Jahre anhaltender Stau verhindert die optimale Nährstoffversorgung der Haarpapillen, die Haare werden zu Beginn feiner und immer dünner, bis eines Tages möglicherweise kein Haar mehr durch den Follikel wachsen kann.

Auch die Kopfhaut erneuert sich genauso wie die restliche Körperhaut von innen nach außen. Die Abschuppungen der Kopfhaut können nur durch eine geeignete Bürste entfernt werden, da die Reibung an Kleidung und Bettwäsche fehlt. Wird die Oberfläche der Kopfhaut nicht regelmäßig gebürstet, verdickt sich die Oberhaut, die abgestorbenen Haare können nicht mehr ausfallen und die feinen, zarten neu wachsenden Haare bleiben in den Haarfollikeln und unter der Hautoberfläche stecken.

Eine Glatze wird nicht vererbt! Eine falsche Ernährungsweise sowie fehlerhafte Kopfhautpflege sind schuld daran, dass immer mehr Ablagerungen die Kopfhaut in ihrer Funktion beeinträchtigen, kräftige Haare zu bilden.

»Oje, alles tot«, so das bisherige konventionelle Denken. Ist die Kopfhaut nicht richtig gepflegt, baut sich eine riesige Mülldeponie auf. Ist ein Raum mit Ablagerungen gefüllt, wird der nächste Raum nebenan benutzt, und die Glatze wird immer breiter. Das Wichtigste für uns ist aber heute: Nichts ist tot! Die Haarpapillen sind nur stark blockiert und lahmgelegt durch diese Entgiftungsprozesse. Das kann mit UV-Licht schön sichtbar gemacht werden, wie das Bild eines Glatzenträgers deutlich zeigt. Sie sehen hier viele rosafarbene Punkte (→ Bild, Seite 33), die die verstopften Poren anzeigen. Der in diesem Licht rosafarben scheinende Talg befindet sich unter der Haut, und der weiße Talg wird gerade ausgeschieden.

Durch ungeeignete Pflege verkümmern die Follikel. Bei gewissen Glatzen können Sie eine richtige schmierige Schicht vorfinden, da die Ablagerungen in der Kopfhaut übersäuern. Es handelt sich auf keinen Fall um eine Krankheit! Stellen Sie sich einfach eine große Mülldeponie vor, die mal wieder ordentlich aufgeräumt gehört.

Mit einer Kopfhautkamera können wir oft kleinste Haare noch erkennen, die selbst bei Glatzen mit unzähligen verstopften Poren zu wachsen versuchen. Verursacht durch die Ablagerungen in den Follikeln können die Haarpapillen keine stärkeren Haare bilden. Ist es nicht faszinierend und bemerkenswert, wie sich unser Körper auch unter schwersten Bedingungen bemüht, bei jeder Zelle den Auftrag von Wachstum und Erneuerung zu erfüllen?

Nochmals zur Verdeutlichung: Ablagerungen in der Kopfhaut, die vom Körper durch diverse Einflüsse aus Ernährung, Umwelt, von alten Körper-Zellen etc. gebildet werden und die nicht mehr wie eine Creme, sondern mehr als zähe, klebrige Paste aus der Kopfhaut ausgeschieden werden können, bleiben in den Follikeln stecken.

Beginnt sich ein Follikel durch ständig anwachsende, zähe Ab-

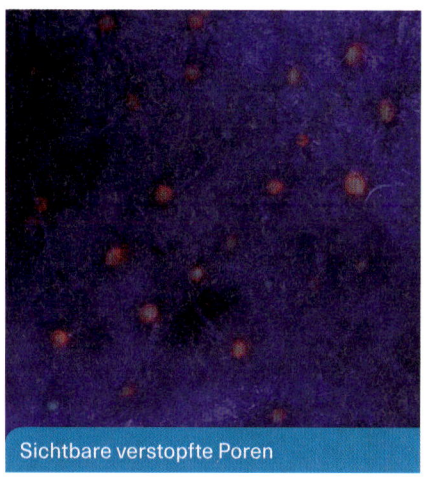
Sichtbare verstopfte Poren

lagerungen an den Follikelwänden zu verengen, werden die Haare feiner und immer dünner. Haarpapillen, die sich im untersten Bereich des drei bis fünf Millimeter langen Follikels befinden, werden in der Folge daran gehindert, ein kräftiges, vollumfänglich funktionierendes Haar zu bilden.

Erkennen wir mit der Kopfhautkamera keine Ablagerungen in den Follikeln und haben trotzdem dünne, schwache Haare, so hat der Körper in aller Regel zu wenig Nährstoffe für die Versorgung der Haare übrig. Das lässt sich auch nicht mit durchblutungsfördernden Substanzen korrigieren.

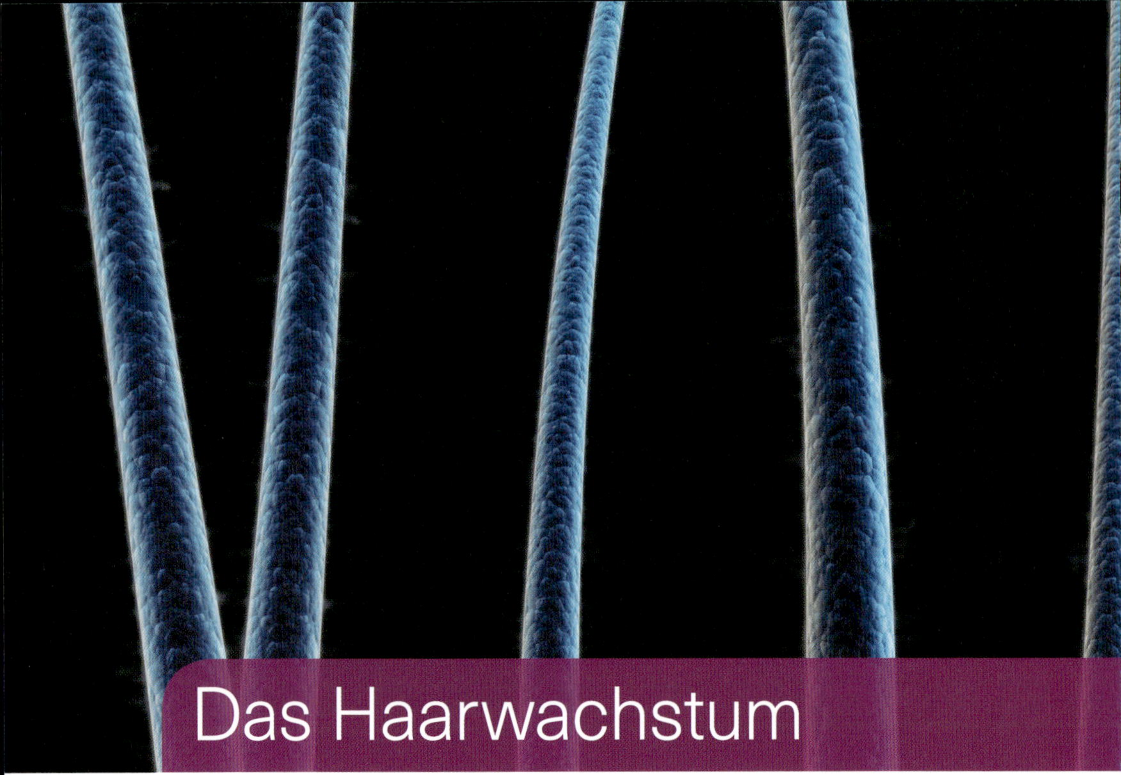

Das Haarwachstum

Eine Haarpapille – ein Haar

Eine Haarpapille bildet ein lebendiges Haar. Dies bedeutet, in einem Haarfollikel kann nur ein mit Nährstoff versorgtes Haar existieren. Es gibt Meinungen, nach denen aus einem Follikel angeblich auch mehrere Haare wachsen können. Dies funktioniert natürlich nicht. Sollten jedoch trotzdem mehrere Haare aus einem Follikel »sprießen«, so hat es das junge nachwachsende Haar aufgrund von Verklebungen mit aller Wahrscheinlichkeit nicht geschafft, das alte abgestorbene auszustoßen.

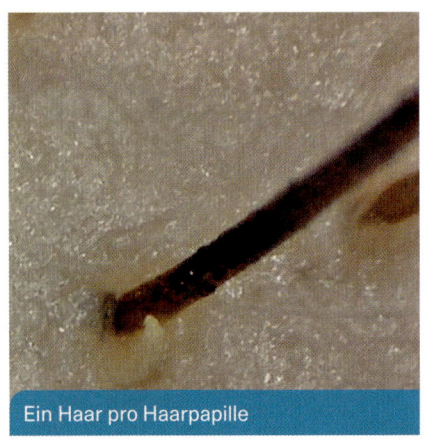
Ein Haar pro Haarpapille

Doppelt besetzte Follikel

Auf diesem Bild (rechts) sehen Sie eine Situation, bei der zwei Haare aus einem Follikel kommen. In der Regel ist das alte Haar das dickere. Zusätzlich lässt sich das Alter der Haare an der Farbe erkennen. Umso dunkler ein Haar, desto älter ist es. Ein junges Haar ist noch hell und gräulich. Ein altes Haar wird nun von einem jungen Haar ersetzt, in dem es ausgestoßen wird.

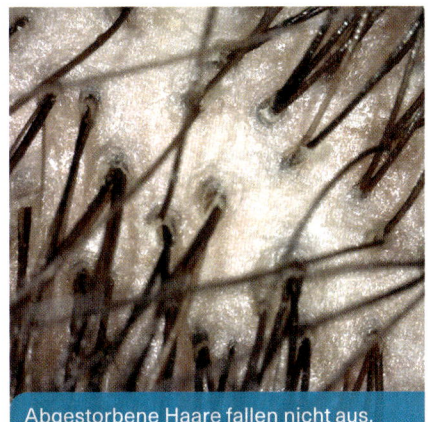

Abgestorbene Haare fallen nicht aus.

Zur Erinnerung: Alle zwei bis acht Jahre wird ein altes Haar ausgetauscht. Leider fallen diese alten Haare nicht immer aus und werden durch Verklebungen in den Haarfollikeln »festgehalten«. Durch Ablagerungen auf der Kopfhaut sind diese Haare dann oftmals viele Jahre festgeklebt, und mit einem Mal fallen dann viele Haare gleichzeitig aus – verursacht durch eine Veränderung der Talgkonsistenz und/oder der Hautflexibilität.

»Hilfe, ich habe Haarausfall!« Die Betroffenen geraten in Panik und beeilen sich, um dieses und jenes Shampoo zu kaufen. Sie machen alles, um die Haare zu erhalten – Haare, die schon lange hätten ausfallen müssen. Verursacht durch falsche Pflege und Ablagerungen auf der Kopfhaut waren diese festgekleistert. Mit der Kopfhautkamera können wir ziemlich genau feststellen, ob ein Mensch an vermehrtem Haarausfall leidet. Es kann auch in manchen Fällen festgestellt werden, wie lange es her ist, dass der Kunde massiven Stress hatte, die Haare aber dennoch durch die Verklebungen zurückgehalten wurden. Fallen die Haare durch eine gelöste Verklebung oder durch die Veränderung der Talgkonsistenz aus, wird kein Anti-Haarausfall-Shampoo wirklich helfen können. Was tot ist und nicht mehr von den Blutbahnen genährt wird, muss ausfallen, um jungen Haaren Platz zu machen.

Bei einer Kopfhautanalyse im Friseursalon erlebe ich es zumeist als äußerst beruhigend für die Kunden, wenn sie sehen, was wirklich »Sache ist« auf der Kopfhaut. Durch einen geeigneten Pflegeplan erholen sich Kopfhaut und Haar relativ schnell, und der Kunde ist nach vielen leidvollen Jahren in wenigen Monaten wieder glücklich.

Doppelt verklebte Haare

Bei den folgenden drei Bildern werden Sie sehen, wie Talg und Cholesterin die Haare aneinanderkleben lässt. Bei gewissen Haaren sehen wir kaum Talg, der für die Verklebung verantwortlich gemacht werden kann. Und trotzdem scheinen die Haare richtig fest miteinander verbunden zu sein. Zur Wiederholung: Talg besteht aus Triglyceriden und sauren Stoffwechsel-Endprodukten – dazu zählen freie Fettsäuren, Cholesterol und Ester. Der Körper lässt während seiner Arbeit auch oxidierte, klebrige Cholesterinabfälle über die Kopfhaut abtransportieren.

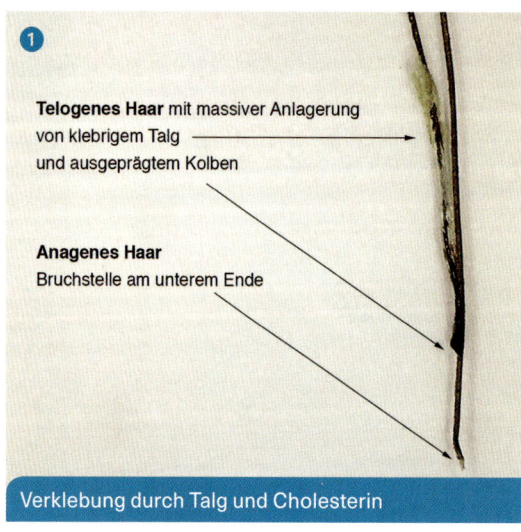

Telogenes Haar mit massiver Anlagerung von klebrigem Talg und ausgeprägtem Kolben

Anagenes Haar
Bruchstelle am unterem Ende

Verklebung durch Talg und Cholesterin

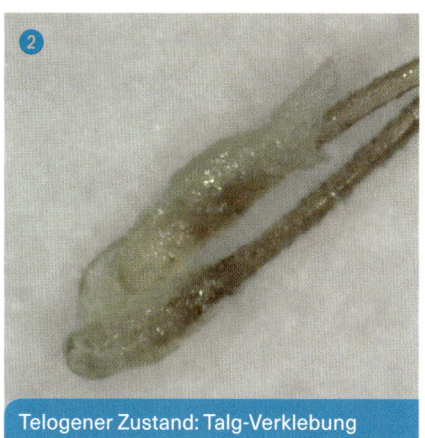

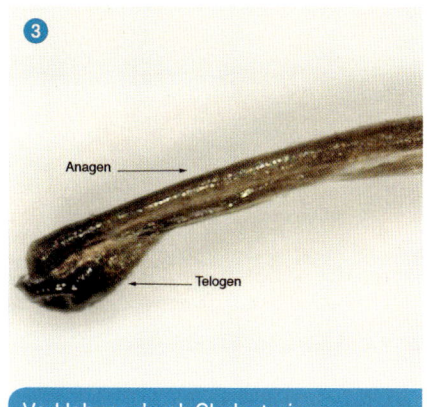

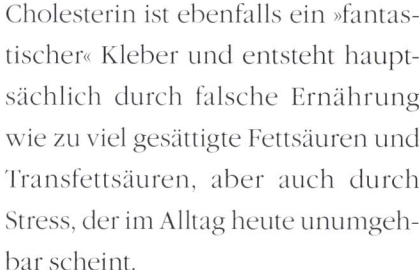

Telogener Zustand: Talg-Verklebung

Verklebung durch Cholesterin

Cholesterin ist ebenfalls ein »fantastischer« Kleber und entsteht hauptsächlich durch falsche Ernährung wie zu viel gesättigte Fettsäuren und Transfettsäuren, aber auch durch Stress, der im Alltag heute unumgehbar scheint.

An der Stelle, wo sich der Kolben des alten Haares am neuen Haar festgeklebt hat, finden wir bei diesem Bild (❶) keinen Talg. Da wird mit ziemlicher Sicherheit ein viel zu hoher Anteil an oxidiertem Cholesterin die Verklebung des abgestorbenen Haares verursacht haben.

Diese beiden Haare im telogenen Zustand (im Bild oben, ❷) kleben wie mit einem Talg-Leim verbunden aneinander fest. Man muss deutlich an diesen beiden Haaren ziehen, dass die Klebestelle reißt.

Auch hier ein interessantes Bild (❸) von zwei Haaren, die aneinander kleben. Da kein Talg ersichtlich ist, wird wohl auch hier Cholesterin verantwortlich sein für die Verklebung der beiden Haare. Abgestorbene Haare, die am Ausfallen gehindert werden, können Jahre bis Jahrzehnte mitgetragen werden. Ist ein Haar über 15 Jahre abgestorben, kann es auch abbrechen, und es bleibt ein Stummel im Follikel zurück. Es wurde bisher mehr als nur unterschätzt, wie aktiv der Körper die Kopfhaut zur Ausscheidung und Regulation von Prozessen des Organismus benutzte.

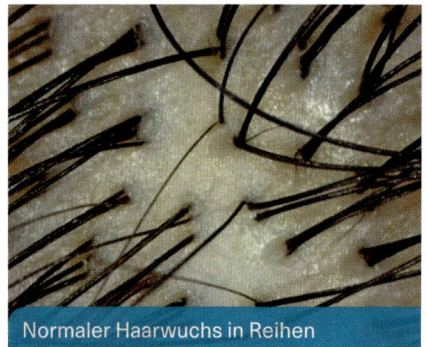

Normaler Haarwuchs in Reihen

Der Reihenhaarwuchs

Üblicherweise haben wir immer einen Reihenhaarwuchs, das bedeutet, drei Haare wachsen in einer Reihe mit leichtem Abstand nebeneinander. Dies wäre eigentlich unser Urbild der Haaranordnung auf der Kopfhaut: immer drei Haare, die in einer Reihe zueinanderstehen. Das sorgt für die Fülle der Haare. Je mehr Haare wir in einer Reihe haben, desto mehr Dichte zeigt das Haar. Stimmt die Haardicke auch noch, ist alles perfekt!

Dreierreihe

Es spielt keine Rolle, von welchem Kontinent ein Mensch stammt oder aus welcher Kultur. Dieses Urbild der drei Haare in einer Reihe ist bei allen Menschen gleich – wie ich auf meinen Länderreisen feststellen durfte.

Die Haarzyklus-Phasen

Ein Haar durchwandert folgende drei Lebensphasen:
1. **Wachstumsphase (Anagen)** – sie dauert rund zwei bis acht Jahre, rund 80 bis 90 Prozent der Haare befinden sich in diesem Stadium. Die Zellen der Haarmatrix eines im Wachstum befindlichen Haares zeigen eine fünfmal höhere Stoffwechselleistung und Zellteilungsaktivität im Vergleich zu normalen Hautzellen.

2. Übergangsphase (Katagen) – während rund drei Wochen wird circa ein Prozent der bestehenden Haare von der Wachstumsphase auf den Ausfall vorbereitet. Die jeweilige Haarpapille stellt die Zellproduktion ein.

3. Ruhephase (Telogen) – die Ausfallphase dauert rund drei bis vier Monate. Das alte Haar kann nun ausfallen, und die Haarpapille wird vorbereitet, um ein neues Haar zu produzieren. Das neue Haar sollte während der Wachstumsphase das alte Haar ausstoßen. Rund zehn bis 18 Prozent der Haare befinden sich in diesem Zyklus. Während der Ruhephase ist der Haarschaft vollständig verhornt, und ein Stoffwechsel findet nicht mehr statt, daher die Bezeichnung »Ruhephase«. Während dieser Zeit kann das Haar durch äußere Einflüsse wie z. B. Ernährung, Zufuhr von Eiweiß, Vitaminen, Spurenelementen oder durch Aufnahme von Arzneimitteln nicht mehr beeinflusst werden.

Die Ausfallphase der Haare in der Telogenphase nennt man auch »Kolbenhaar«.

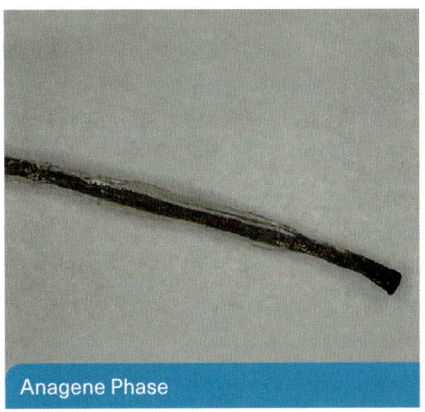

Anagene Phase

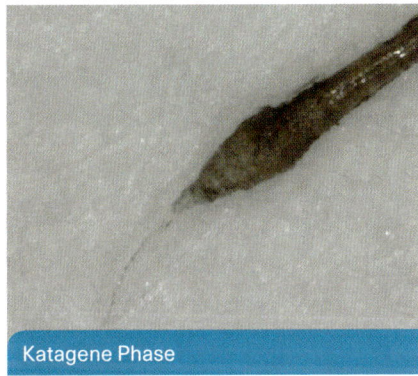

Katagene Phase

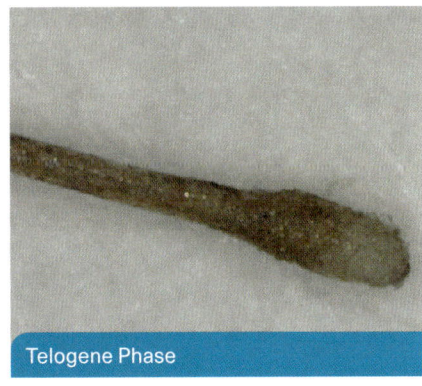

Telogene Phase

Haarwachstum braucht Zeit

Soll die Kopfhaut durch die richtige Beachtung und Pflege regeneriert werden, so wachsen nicht nach ein bis zwei Monaten sofort Haare mit Stärken von 0,08 Millimetern oder noch dicker. Es wäre toll, wenn dies so wäre, aber der Körper tickt nicht auf diese Weise. Sind noch Flaumhaare vorhanden, werden diese rund alle drei Monate ersetzt. Führen wir gezielt Nährstoffe zu, können die Haarwuchszyklen verlängert werden. Dies bedeutet: Das junge Haar, das dieses Flaumhaar ersetzt, wächst etwas dicker nach und hält vielleicht vier bis sechs Monate. Danach kommt wieder ein dickeres Haar, das dann vielleicht acht Monate hält usw. Es spielt immer eine Rolle, von welcher Haardicke-Situation aus gestartet wird. Ist kein Haar im

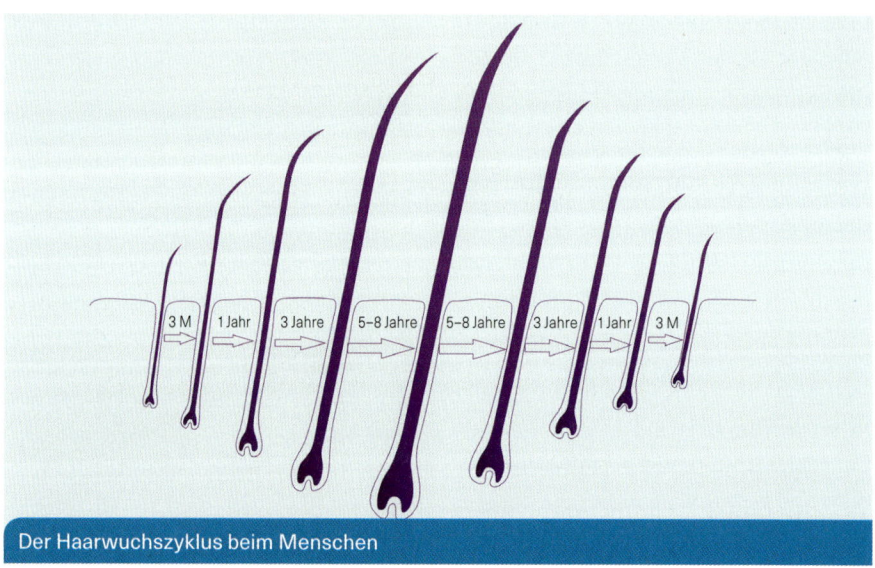

Der Haarwuchszyklus beim Menschen

Follikel sichtbar, wächst als Erstes ein Flaumhaar. Nun kommt hinzu, dass der Körper nicht auf der gesamten Kopfhaut gleichmäßig dickere Haare produziert, wie wir es oft bei einem Menschen nach einer Chemotherapie beobachten können. Nein, bei der natürlichen Haarwuchsverdichtung wachsen die Haare in einzelnen Zonen schneller als in anderen. Wo der Körper diese Haare an der Kopfhaut schneller nachwachsen lässt, vorne oder hinten, lässt sich nicht im Vorfeld bestimmen. Oft erlebe ich, dass die Haare bei Frauen am Vorderkopf-Bereich schneller wachsen und bei den Männern am Hinterkopf. Wo die Haare zuletzt ausgefallen sind, konnte der neue Haarwuchs als Erstes beobachtet werden. Doch es gibt Ausnahmen.

Der Aufbau erfolgt langsam und stetig, bis wir wieder dicke Haare besitzen – mit Austauschzyklen von drei bis acht Jahren. Wird der Kopfboden falsch gepflegt, dreht sich das Spiel um, die Haare werden mit der Zeit wieder dünner und feiner.

Besaß jemand in der Jugend schönes und kräftiges Haar, dann kommt es

Terminalhaare

Kommt ein Kind auf die Welt, dauert es bis zu seiner Jugend rund zehn bis 15 Jahre, bis der Körper die Haare (die Terminalhaare) komplett ausgebildet hat. Die Terminalhaare in der Jugend haben die Qualität, die uns Menschen durchs Leben begleiten soll. Theoretisch werden die Haare rund 50 Zentimeter lang und werden nachher wieder ersetzt.

immer darauf an, von welcher Haarsituation ausgehend wir den Haaraufbau beginnen. Beginnen wir bei den Flaumhaaren, oder beginnen wir bei den Haaren, die bereits den einjährigen Jahreszyklus oder Dreijahreszyklus haben? Sollte die Regenerierung bei einer leeren Pore beginnen, dauert es natürlich länger, um wieder zu kräftigen Haaren zu gelangen, als bei einem Haar im Einjahreszyklus

Um Haare natürlich aus eigener Kraft wieder wachsen zu lassen, sind Geduld und Konsequenz gefragt, was jedoch mit den eigenen Haaren auf schönste Art belohnt wird.

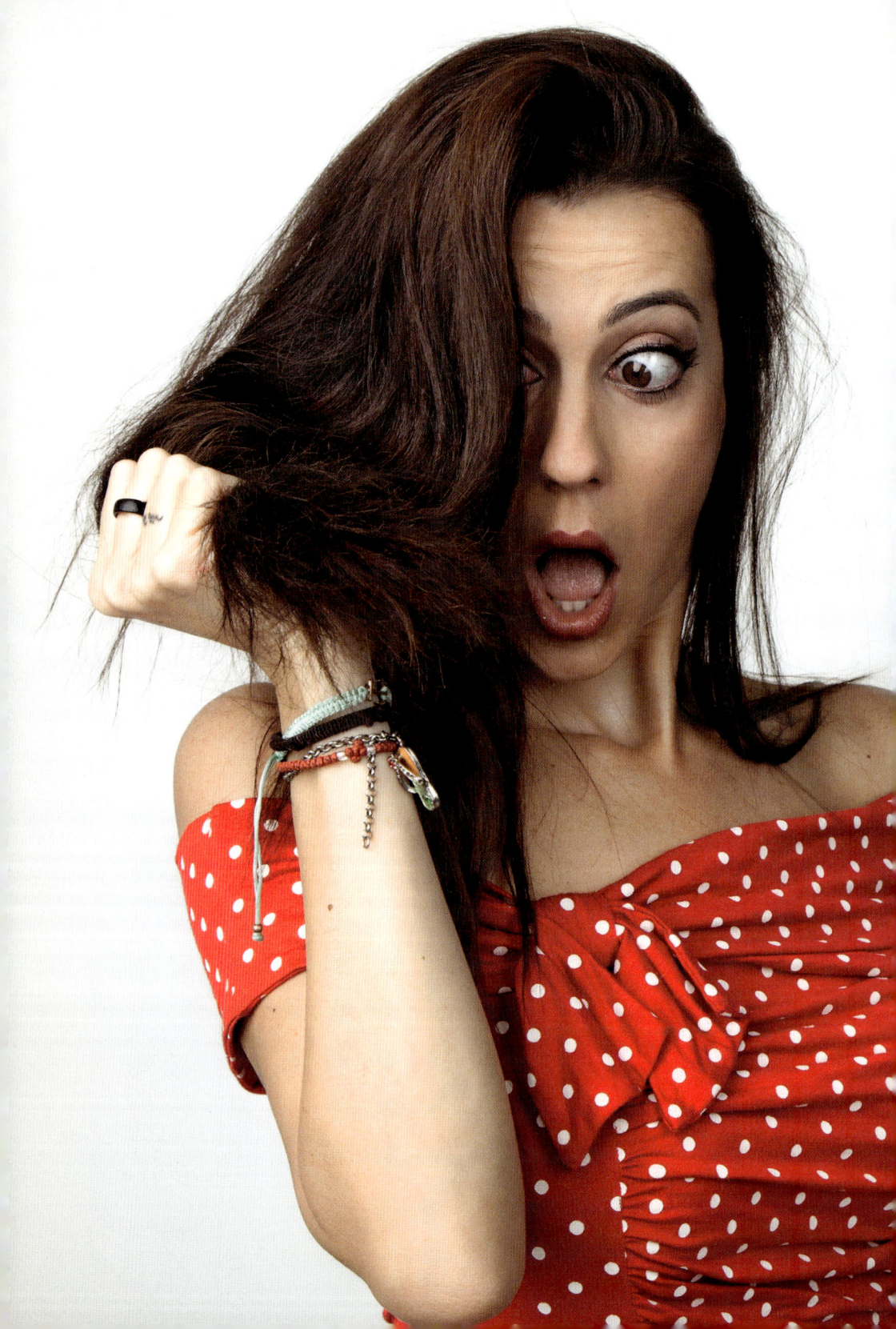

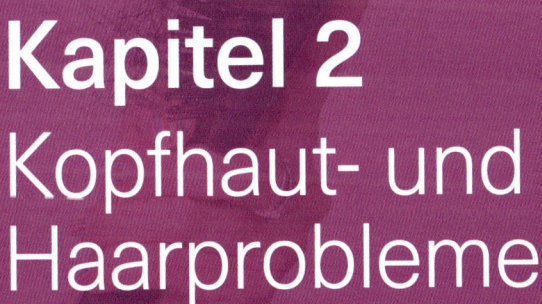

Kapitel 2
Kopfhaut- und Haarprobleme

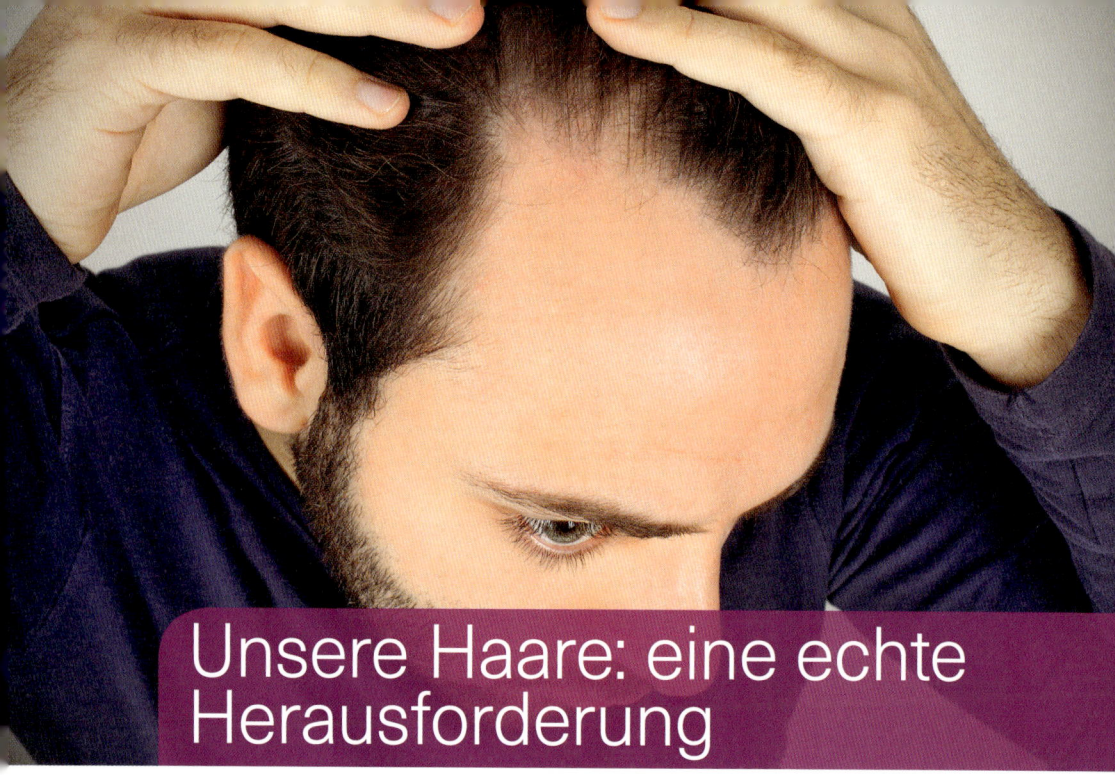

Unsere Haare: eine echte Herausforderung

Viele denken, im Alter sei es normal, wenn die Haare spärlicher und dünner werden. Es ist nicht »normal«, sondern eine natürliche Folge von jahre- bis jahrzehntelanger ungeeigneter Kopfhautpflege.

Wir lieben unsere Haare, und sie machen uns jeden Tag Freude, doch was wir ihnen abverlangen, ist teilweise zu viel. Eine moderne Frau um die 30, mit rund 30 Zentimeter langen Haaren, hat ihre Haare bereits rund 300-mal gewaschen, 30-mal chemisch verändert und wochenlang sonnengebleicht, 1050-mal mit Haarspray ausgetrocknet – und wenn sie dann nicht so stehen, wie Frau will, sind die Haare die doofsten auf dieser Welt: Bad Hair Day!

Stellen Sie sich einmal vor, Sie nehmen ein Hemd, waschen es jeden Tag in der Waschmaschine, lassen es bei jedem Wetter draußen hängen, färben es neu ein, bleichen diese Farbe wieder raus, färben es noch einmal, benutzen es als Kopfpolster und bügeln es mit aller Gewalt wieder in Form.

So ähnlich gehen viele mit ihren Haaren um. Unser hoher Anspruch ans perfekte Äußere ist für die Natur eine Herausforderung. Wir selbst »sind« Natur, und die Natur ist lebendig und dynamisch. Damit die Haare dem perfekten Anspruch unserer Gesellschaft genügen, müssen wir oft auf synthetische Kosmetikprodukte zurückgreifen, wie sonst soll die Perfektion erreicht werden? Spannend ist: Etliche Frauen ab 30 wissen gar nicht mehr, wie ihre natürliche Haarfarbe eigentlich aussieht. Wir können mit den Haaren vieles anstellen, aber irgendwann bedarf es auch einmal einer Erholungsphase mit natürlichen Nährstoffmitteln. Wie viele Menschen sich regelmäßig Entgiftungswochen oder Ayurveda-Kuren gönnen, damit der Körper sich vom ganzen Stress erholen kann, so sollten wir auch mit den Haaren und unserer Kopfhaut umgehen. Dazu aber später mehr. Kopfhaut und Haarprobleme sind verursacht durch falsche Kopfhautpflege und die Summe vieler Elemente, die den Körper aus der Balance geraten ließen.

Schuppen

Es gibt Hautschuppen, die weiß oder leicht grau sind, und es gibt Talgschuppen mit gelblicher Färbung. Verstärkte Schuppen bilden sich durch Pilze an der Kopfhaut (Hefepilze der Gattung Malassezia) oder durch die Vermehrung von falschen Bakterien (Staphylokokken). Zu häufiges Waschen oder das Waschen mit ungeeigneten Shampoos kann die Schuppenbildung fördern. Durch eine Kopfhautanalyse kann die Schuppenart definiert werden.

Diffuser Haarausfall

Wenn über mehrere Wochen am ganzen Kopf gleichmäßig die Haare ausgehen und die Haardichte immer mehr abnimmt, wird von einem diffusen Haarverlust gesprochen. Mit der Kopfhautkamera sind immer mehr verstopfte Kopfhautporen sichtbar oder es handelt sich um eine mangelnde Nährstoffversorgung. Was sich in beiden Fällen natürlich korrigieren lässt.

Anagener Haarausfall

Anagener Haarausfall wird der übermäßige Haarverlust der sich im Wachstum befindlichen Haare genannt, und er kann sieben bis 14 Tage nach einem massiven Stressfaktor stattfinden.

Wird die Haarmatrix in der Wachstumsphase einer extremen Störung ausgesetzt, kommt das Haar vorzeitig in die Übergangsphase, der Haarzyklus verkürzt sich. Massiver Stress kann durch äußerst schlimme Erlebnisse verursacht werden, durch eine Chemotherapie, eine Bestrahlung, nach Zuführung von Antibiotika, durch Cortison oder durch eine Überdosierung jeglicher Arten von Toxinen, die zu einer Blutvergiftung führen.

Der Blick einer Fachperson durch eine Kopfhautkamera hilft, das Problem deutlich zu erkennen. Gezielte detaillierte Bilder geben Aufschluss und Sicherheit, zudem können auf professionelle Art und Weise die geeigneten Pflege-Hilfestellungen eingeleitet werden.

Telogener Haarausfall

Fallen übermäßig viele Kolbenhaare aus (wie im Abschnitt »Haarzyklus-Phasen« beschrieben), spricht man von telogenem Haarverlust. Als Auslöser können folgende Ursachen gelten: Beginn und Wechsel der Pille, Dreimonatsspritzen, Schilddrüsenhormone, krampflösende Mittel, Antiepileptika, Gichtmittel, Pilzmittel, Malariamittel, Cholesterinsenker, Narkosemittel, Blutverdünner, Gerinnungshemmer, schwere Depressionen oder radikale Diäten etc. Diese Auslöser lassen einen großen Anteil der Haare vorzeitig von der Wachstumsphase in die Übergangsphase gehen. Zwei bis vier Monate später klagen die Betroffenen über starken Haarausfall.

Ein anagener Haarverlust, der rund 14 Tage nach dem Auslöser auftreten kann, wird von Betroffenen und ihrem Umfeld schnell realisiert, bei einem telogenen Haarverlust hingegen steht man oft allein da mit dem Problem und wird nicht immer vom Umfeld ernst genommen, da noch immer genügend Haare auf dem Kopf sichtbar sind. Die Betroffenen nehmen zu den Haarberatungsterminen gerne Fotos von früher mit.

Androgenetischer Haarausfall

Dieser Haarausfall ist der berüchtigte erblich bedingte hormonelle Haarverlust. »Andro« bedeutet Mann und genetisch heißt »erblich bedingt«. Wir leben in einer Zeit, in der immer mehr Menschen davon betroffen sind. Falls Sie gedacht haben, das wäre ein Problem, das nur Männer betrifft, haben Sie sich geirrt. Leider geht dieses Phänomen immer mehr Frauen an. Reisen wir nur 100 bis 200 Jahre zurück in die Vergangenheit, ist dieser erblich bedingte Haarverlust kaum zu finden, bei Frauen nur äußerst selten. Erst seit wenigen Jahrzehnten tritt er auch intensiver beim weiblichen Geschlecht auf.

Heute sind Männer mit Glatze gesellschaftlich vollkommen akzeptiert. Immer mehr jüngere Männer sind davon betroffen – bereits vor dem 20. Lebensjahr. Seit dem Zweiten Weltkrieg hat sich der »erblich bedingte« Haarausfall stark ausgebreitet. Als die Männer damals nach dem Krieg zurückgekehrt waren, mussten vermehrt kahle Köpfe festgestellt werden. Die damaligen Ärzte behaupteten: »Völlig logisch, kommt vom Stahlhelm.« Heute tragen Männer keine Sturmhelme mehr, und trotzdem fehlen ihnen immer häufiger die Haare.

Männer sind grundsätzlich anfälliger für Haarverlust als Frauen, da ein Mann vermehrt über die Kopfhaut Gifte ausscheidet. Über die Periode findet bei der Frau eine verstärkte Giftstoff-Ausscheidung statt. Sobald bei einer Frau die Haare am

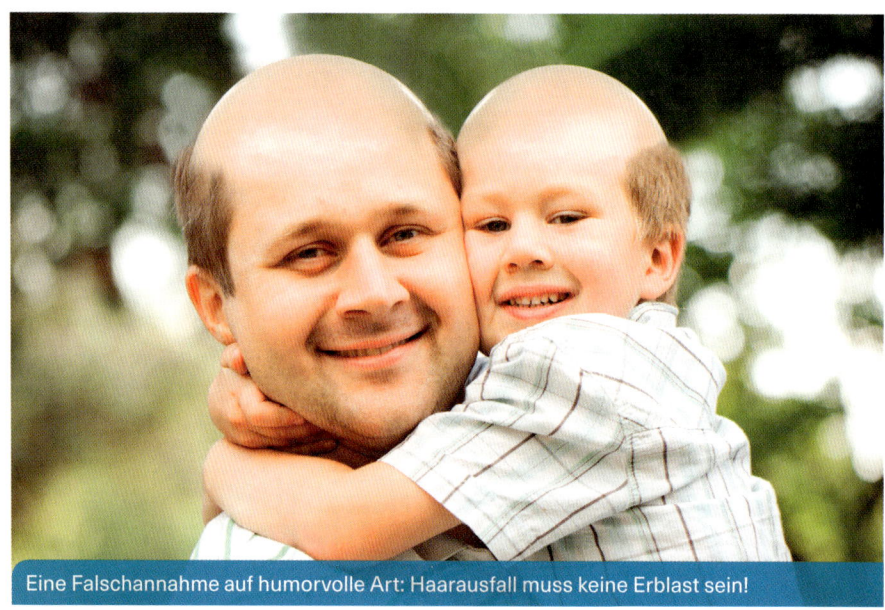
Eine Falschannahme auf humorvolle Art: Haarausfall muss keine Erblast sein!

Kopf ausfallen, ist das ein Zeichen dafür, dass der Körper die Kopfhaut zur Unterstützung der Entgiftung beansprucht.

Immer wieder hören wir, Haarverlust ist genetisch bedingt, also vererbbar. »Logisch, hat der Vater eine Glatze, dann wird auch der Sohn eines Tages eine haben, ob er will oder nicht. Dies ist vorbestimmt, und daran kann nicht gerüttelt werden.« So ist auf alle Fälle die weitverbreitete Meinung. Meine Frage an Sie: Wenn Haarverlust tatsächlich vererbt wird, weshalb haben die Kinder nicht bereits von Anfang an eine typische androgenetische Glatze? Haben Sie schon mal einen siebenjährigen Buben mit einer androgenetischen Glatze getroffen? Auf der Seite sind alle Haare da, wunderbar, nur oben sind keine mehr. Ich habe noch nie ein Kind mit einer solchen Glatze gesehen, weil es das nicht gibt. Eine genetische Disposition ist von Anfang an aktiv und schaltet sich nicht nachträglich ein.

Der Genforscher Eric Lander hat bei der Entschlüsselung des menschlichen Genoms immer wieder darauf hingewiesen, es sei unsinnig, erlernte Hilflosigkeit mit einer genetischen Vorbestimmung zu erklären. Die Aussage, die Lebensweise, die wir von den Eltern übernommen haben, sei ein »Gendefekt«, ist somit falsch.

Auch der Zellbiologe Dr. Bruce Lipton macht in seinen Publikationen immer wieder darauf aufmerksam, dass Gendefekte von Geburt an aktiv sind und nicht erst durch die Pubertät ausgelöst werden. Seine Forschungen zeigen, dass sich Gene durch Wahrnehmung in der Umwelt aktivieren oder verändern können. Somit hat man ständig die Wahl und ist kein Opfer.

Was bedeutet nun die Aussage von Eric Lander? Wurde der Haarverlust vererbt oder einfach die Lebenseinstellung sowie das Pflege- und Ess-

verhalten weitergegeben? Natürlich Letzteres. Schon früh lernen wir, die Zähne zu putzen, nicht aber, die Kopfhaut zu pflegen, wie es ebenfalls notwendig wäre. Die gute Nachricht: Pflege- und Essgewohnheiten können jederzeit verändert werden. Wird in diesem Bereich von genetisch gesprochen, kann diese Aussage in Bezug auf die Kopfhaut leicht ignoriert werden, und wir dürfen voller Hoffnung sein. Nur die Haardicke und der Haaransatz sind vererbt. Aber eine Glatze kann niemals vererbt sein.

Einer heute zufriedenen Kundin wurde nach zehn Jahren erfolgloser Haar-Behandlung in diversen Institutionen und einem Vermögen an Ausgaben, mit dem sie locker einen Ferrari hätte kaufen können, mitgeteilt: »Leider kann nichts mehr für Sie getan werden, Ihr Haarproblem ist vererbt.« Aus Wut ist sie nach Italien gefahren, zu den Gräbern der Vorfahren, denn da sind alle Verstorbenen mit Fotos abgebildet. Sie konnte nicht eine Frau oder einen Mann in der Verwandtschaft mit Glatze oder mit einem Haarproblem finden.

Wir dürfen ein »Glatzen-Erbe« annehmen oder ausschlagen, dies liegt an jedem Einzelnen. Wichtig ist die Haarqualität in der Jugend, weil dies den Maßstab für die Haarqualität setzt.

14-jährige Jungs hat man selten unter einer Kopfhautkamera, doch durfte ich feststellen, dass zukünftige Haarprobleme bereits in diesem Alter erkennbar sind. Haarprobleme sind kein Zufall, sondern sie sind eine natürliche Folge von Unwissenheit und regelmäßiger falscher Pflege.

Vernarbende Alopezie

Bei einer vernarbenden Alopezie fallen die Haare aus, und der Follikel vernarbt ohne besondere Einwirkung von außen. Durch diese Störung ist es der Haarpapille nicht mehr möglich, ein Haar durch den Follikel wachsen zu lassen. Oftmals fallen am Haaransatz der Problemstellen starke Rötungen (Entzündungen) um die jeweiligen Haare auf. Die Auslöser für dieses Problem sind noch nicht vollständig geklärt und gelten als unheilbar.

Vernarbende Alopezie

Ich habe Kunden gesehen, bei denen durch die aktive Kopfhautpflege die Entzündungen nachließen und sogar ganz verschwunden sind. Ist dies der Fall, spricht man von einer stabilen vernarbenden Alopezie. Auch wenn man es kaum verstehen kann, ich habe erlebt, wie ganz langsam an gewissen Kopfhautstellen wieder neue Haare gewachsen sind. Auf alle Fälle benötigt man viel Geduld.

Weshalb sich die Kopfhaut auch in diesem Fall erholen kann und die Haare wieder nachwachsen können, hat möglicherweise folgenden Grund: Stellen Sie sich nochmals vor, eine Haarpapille befindet sich in drei bis fünf Millimeter Tiefe der Kopfhaut. Die Vernarbung entsteht am obersten Hautbereich, dies bedeutet, die Haarpapille, welche für den Haaraufbau zuständig ist, kann noch funktionieren, ist jedoch verkümmert, da sie behindert wird. Somit muss diese Verklebung so gut wie möglich gepflegt werden, damit das, was auch immer der Körper über diese Hautstelle abbaut, ständig fortgetragen wird. Verklebungen lassen sich durch Behandlungen mit kopfhautaktivem Öl erweichen.

Vielleicht gelingt es eines Tages, auch diesen Betroffenen wesentlich schneller zu helfen. Generell gilt: Eine frische Narbe sollte schnellstmöglich mit einem hochwertigen Pflegeöl behandelt werden, damit es nie zu einer dauerhaften Verklebung der Hautstellen kommt.

Zur vernarbenden Alopezie werden auch die Ergebnisse physikalischer oder chemischer Ursachen gezählt wie Verbrennung, Verbrühung, Verätzung und mechanische Verletzungen. Weiter kann eine unbehandelte Entzündung auf der Kopfhaut zu einem narbigen Haarverlust führen.

Kreisrunder Haarausfall

Auf einmal stellt man fest, dass an gewissen Stellen am Kopf ganze Haarbüschel fehlen. Oft erkennt der Friseur beim Schneiden der Haare die kahle Stelle und fragt nach, ob man den Verlust ebenfalls bemerkt habe. Manchmal wachsen kleinere Stellen sehr schnell von selbst wieder zu. Sollte dies nicht der Fall sein oder sich das Haarloch vergrößern, muss professionelle Hilfe in Anspruch genommen werden. Beim kreisrunden Haarausfall (Alopecia areata) sprechen viele von einer Krankheit. In der medizinischen Fachwelt gilt es als eine Autoimmunkrankheit,

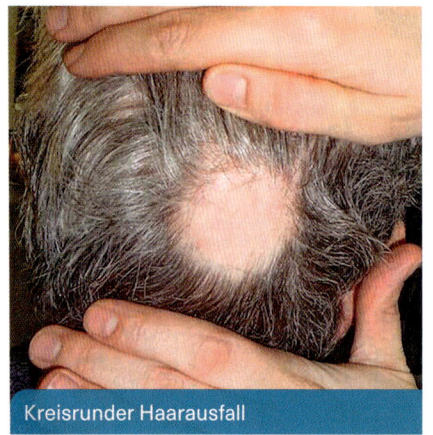

Kreisrunder Haarausfall

eigene Zellen greifen sich selbst an. Betrachte ich Bilder von Betroffenen bei einer Kopfhautanalyse am Bildschirm, sehe ich Haare, die teilweise wie Bleistiftspitzen abgebrochen sind – und eine starke Talgabsonderung in diesem Bereich. Eine starke Entgiftung, die nur mit einer geeigneten Kopfhautkamera sichtbar wird. Es sieht so aus, als würde eine Stelle vom Körper zur gezielten Entgiftung ausgesucht. Die Medizin spricht allerdings nicht gerne über »Entgiftung«.

Ein kreisrunder Haarausfall könnte durch massiven Stress oder Medikamente oder Toxine ausgelöst worden sein. Viele gehen zum Hausarzt oder zum Dermatologen. Als Medizin wird Cortison verschrieben. Es gibt Patienten, da hilft das ganz gut, in anderen Fällen fallen die restlichen Haare auch noch aus. Der Grund dafür: Ist die Kopfhaut bereits durch abzufördernde Substanzen aus dem Körper stark belastet und wird nun zusätzlich Cortison als Infusion oder in Cremeform gegeben, könnte dies der letzte Tropfen sein, der das Fass zum Überlaufen bringt und die restlichen Haare ebenfalls ausfallen lässt. Soll Cortison als Notlösung eingesetzt werden, muss die Kopfhaut durch eine geeignete Kopfhautpflege von mindestens zwei Monaten vorbereitet werden, indem zuerst die Haut in ihrem Ausscheidungsprozess unterstützt wird. Zusätzlich gilt zu beachten, dass bei jedem Einsatz von Cortison zusätzlich Darmbakterien eingenommen werden müssen, um mögliche Nebenwirkungen zu reduzieren.

Bedenken Sie, der Körper führt niemals aus »Dummheit« etwas durch, es gibt einen Sinn, den wir jedoch oft nicht verstehen. Der Körper drückt über die Follikel eine Masse aus dem Körper. Die sogenannten Triglyceride, vermischt mit sauren Stoffwechsel-Endprodukten, sollten gezielt ausgeleitet werden. Wird Cortison eingesetzt, kann diese Art von Entgiftung gestoppt werden, die Haare wachsen wieder. Oder der Körper breitet die Ausleitung über weitere Teile der Kopfhaut aus, und der Haarverlust wird zusätzlich verstärkt. Durch eine geeignete Kopfhautpflege und etwas Geduld können die kreisrunden Haarlöcher auch ohne Medikamente gut verschlossen werden. Wurde der Kopfboden für mindestens zwei Monate mit ganzheitlicher Pflege vorbereitet, ist der Einsatz von Cortison weniger mit zusätzlichem Haarverlust verbunden, doch man bedenke dennoch die Nebenwirkungen.

Vermehrt musste ich feststellen, dass Menschen, die Jahrzehnte lang Cortison aufgrund von Neurodermitis oder anderer Krankheiten anwenden mussten, eines Tages an kreisrundem Haarausfall leiden. Schweizer Ärzte empfehlen, parallel zu Cortison, Antibiotika oder Chemotherapie immer Probiotika einzunehmen. Hier ein Link zu einem interessanten YouTube-Video: youtu.be/0PjCwr1ZOrw.

In russischen und ehemals russischen Ländern ist die Zugabe von Probiotika völlig normal bei den oben erwähnten Medikamenten.

Totaler Haarausfall

Hier wird unterschieden zwischen Alopecia areata totalis und Alopecia universalis. »Totalis« betrifft die gesamte Kopfbehaarung und »universalis« die Haare am ganzen Körper, von den Augenbrauen über die Wimpern zu den Achselhaaren und der Schambehaarung. Leider sind von diesem Problem immer mehr Menschen betroffen. Auch hier ist

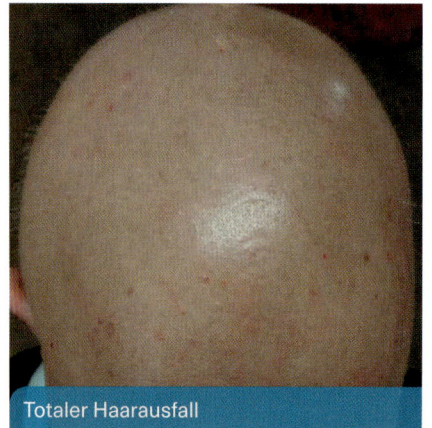
Totaler Haarausfall

massiver seelischer Stress oft die Ursache. Aber auch Medikamente, zu viel Chemikalien oder sonstige Gifte können die Gründe sein.

In Österreich ist es nur Personen ab 16 Jahren erlaubt, die Haare chemisch zu färben. Eine Kundin von uns, etwa 15 Jahre alt, wollte sich die Haare chemisch färben lassen. Der Friseur lehnte dies jedoch mit Begründung des Alters ab, worauf sich das Mädchen die Haarfarbe im Einzelhandel gekauft und sich die Haare zu Hause selbst gefärbt hat. Das Resultat hat sie auch beim dritten Mal nicht überzeugt, und so hat sie jedes Mal eine neue Farbe aufgetragen, was ein Prozess von mehreren Stunden war. Rund zwei Wochen später hatte sie keine Haare mehr auf dem Kopf. Dies als Beispiel, wie sich die falsche Anwendung von solchen Produkten auswirken kann. Weiter kenne ich Menschen, die ihre Haare durch die Einnahme der Antibabypille verloren haben oder welche bei der Geburt die Periduralanästhesie (PDA, Kreuzstich) bekamen und ebenfalls rund zwei Wochen später keine Haare mehr vorweisen konnten. Nicht jeder Mensch verträgt das gleiche Medikament gleich gut. Deshalb müsste, rein theoretisch, zuerst geprüft werden, ob ein Medikament tatsächlich für den jeweiligen Klienten geeignet ist. Ein Verträglichkeitstest von Medikamenten zum Beispiel durch Holopathie, Bioresonanz oder Kinesiologie könnte hier vielleicht Spätfolgen am

Haarwuchs vermindern. Von jedem Medikament gibt es verschiedene Ausführungen, und die Testung der Verträglichkeit direkt am Klienten wäre eine Möglichkeit, Haarverlust als Nebenwirkung zu minimieren – ein Arzt kann Alternativen anbieten.

Weiter weiß ich von Betroffenen, die wenige Tage nach panischen Erlebnissen all ihre Haare verloren hatten. Der Einfluss der Psyche ist sehr stark und darf bei einem körperlichen Symptom niemals unterschätzt werden.

Das Kreuz mit der Glatze

Männer mit Glatze sind gegenüber Männern mit vollem Haar zu 32 Prozent mehr herzinfarktgefährdet. Dies wurde über elf Jahre bei 37 000 Personen untersucht, und das Ergebnis wurde im »British Medical« im April 2013 veröffentlicht. Man konnte feststellen, dass Männer mit Glatze oft auch über Herzkranzgefäßverengungen bzw. Ablagerungen in den Blutbahnen verfügen. Hat dieser Schmutz in den Blutkanälen etwas mit den Verstopfungen auf der Kopfhaut zu tun? Auch in den Herzkranzgefäßen sind Ablagerungen durch Triglyceride zu finden. Auf alle Fälle versucht der Körper, überschüssige Stoffe auszuscheiden, unter anderem über die Kopfhaut. Ich betitle diese Ausscheidung als Entgiftung. Kommt es bei den Entgiftungsprozessen zu einem Stau, folgt ein Rückstau. Wie auf einer Straße, auf der es oft kilometerlangen Stau geben kann. Und genau so, wie auf einer Straße der Stau aufgelöst werden kann, so ist es auch mit der Kopfhaut, nur nicht ganz so schnell. Diese genannte Studie soll keine Angst verbreiten, uns jedoch sensibilisieren – wie Sie bestimmt wissen, kann auch jemand mit einer Glatze 100 Jahre alt werden. Falls jemand auf seiner Glatze wieder Haare wünscht, dann kann er sie »einfach« im biologischen Sinne richtig pflegen.

Oft werde ich gefragt, ob sich das Herzinfarktrisiko minimiert, wenn auf der Glatze wieder Haare wachsen. Naheliegend ist dieser Gedanke, doch ich kann es nicht beurteilen, bestimmt wäre dies eines Tages eine Untersuchung wert.

Zunehmender Haarausfall in unserer Gesellschaft

In den Industrieländern leidet jede zweite Person an Haarverlust. Die Gründe dafür könnten in einer Nebennieren- oder Schilddrüsenschwäche liegen, die ebenfalls jeden Zweiten treffen. Probleme in den Bereichen dieser Organe führen oft zu Haarverlust.

Nebennierenschwäche

Diese Störung kann nur sehr schwer diagnostiziert werden. Die Nebennieren sitzen wie eine Kappe auf den Nieren und bilden lebenswichtige Hormone.

Die Nebennierenschwäche ist eine verminderte Fähigkeit der Nebennierenrinde, ausreichende Mengen Cortisol auszuschütten. Die Hauptsymptome sind Müdigkeit, Erschöpfung, Reizbarkeit oder Depressionen. Weitere Merkmale sind trockene und dünne Haut, Hypoglykämie (Unterzuckerung), niedrige Körpertemperatur, Nervosität, Herzklopfen, unerklärbarer Haarausfall, abwechselnd Durchfall und Verstopfung sowie Verdauungsstörungen.

Zu den möglichen Ursachen von Haarausfall zählen emotionaler, körperlicher und geistiger sowie infektiöser oder umweltbedingter Stress.

Eine Nebennierenschwäche wird in der Regel durch chronischen Stress ausgelöst – und durch die Unfähigkeit, sich zu erholen. Von einer Nebennierenschwäche können Erwachsene wie auch Kinder betroffen sein.

Die Nebennieren lassen sich auf natürliche Weise vollständig heilen. Die Voraussetzungen dazu sind eine gesunde Lebensweise und das Ausräumen von Heilungshindernissen, geeignete Erholungsmaßnahmen mit der korrekten Ernährung und dem Auflösen von inneren wie auch äußeren Stressfaktoren.

Um die Nebennierenfunktion wieder ins Gleichgewicht zu bringen, sind Geduld und Beständigkeit gefragt. Unter ärztlicher Behandlung muss mit drei Monaten bis zu zwei Jahre gerechnet werden. Ebenfalls ist die Begleitung durch psychologische Coaches sehr hilfreich. Die Verwendung von angemessenen Mengen an Nahrungsergänzungsmitteln kann den Regenerierungsprozess wesentlich beschleunigen.

Schilddrüsenschwäche

In der Medizinwelt erläuterte der Berliner Schilddrüsenspezialist, Privatdozent Dr. Reinhard Finke, Arzt für Innere Medizin und Endokrinologie, dass Haarverlust ein unübersehbares Zeichen für einen Schilddrüsendefekt ist.

»Haarausfall des Westens«

Auf meinen Reisen konnte ich feststellen, dass Frauen in den arabischen Ländern kaum sichtbare Geheimratsecken haben, vermutlich, weil die Antibabypille eigentlich nur Frauen ab ca. 28 Jahre einnehmen, da der Kinderwunsch bereits erfüllt ist. Westliche Frauen nehmen oft ab 12 bis 14 Jahren die Pille, und später sehen wir oft dünne, schwache und kurze Haare im Geheimratseckenbereich. Bei den Europäerinnen sind hormonell eingreifende Verhütungsmittel stark verbreitet, somit kann es durchaus sein, dass langfristig die Hormonproduktion im Körper durch die Antibabypille gestört wird. Zur Verhütung empfehle ich eine Gold-Kupfer-Spirale, diese wird »Goldlily« oder auch »Goldluna« genannt. Gold-Spiralen bieten einen sicheren, natürlichen Empfängnisschutz für alle Frauen, die über Jahre hinweg hormonfrei verhüten möchten. Bei einer Frau wachsen die Haare in den Geheimratsecken oft schneller nach als beim Mann. Bereits in den ersten drei Kopfhaut- und Haarpflegemonaten beim Haarwuchs-Spezialisten wird eine Frau die ersten neuen Haare erkennen können wie auch feststellen, dass die Haarlänge in diesem Bereich wieder zunimmt.

Eine Unterfunktion der Schilddrüse (Hypothyreose) kann ebenso häufig die Ursache von Haut- und Haarproblemen sein wie eine Überfunktion (Hyperthyreose). Das Miniorgan Schilddrüse steuert nicht nur Herz, Kreislauf oder Körpertemperatur, sondern auch das größte Organ des menschlichen Körpers, die Haut. Gerät die Schilddrüse aus dem Gleichgewicht, verändert sich auch die Haut – und alles andere, was mit ihr zusammenhängt, wie Nägel und Haare.

Bei einer Schilddrüsenüberfunktion befinden sich zu viele Schilddrüsenhormone im Blut und beschleunigen das Wachstum der Haare. Als Folge dieser Störung fallen die Haare schneller aus, werden dünner und feiner, bis die Frisur nicht mehr wie früher sitzt. Geheimratsecken oder sogar ein flächendeckender Haarausfall können die Folge sein.

Bei einer Schilddrüsenunterfunktion fallen die Haare ebenfalls aus, weiter werden Haut und Haare oft trocken, rau, stumpf und fetten kaum noch nach. Die Fingernägel werden brüchig, und teilweise sind Längs- und Querrillen erkennbar. Weitere mögliche Auswirkungen einer Unterfunktion sind ständige Müdigkeit, Frieren, Antriebslosigkeit und ungewollte Gewichtszunahme bei gleichbleibender Ernährung.

Was zu einer Schwächung der Schilddrüse führt, ist nicht abschließend geklärt. Klar ist, dass Medikamente die Schilddrüse positiv oder, als Nebenwirkung, negativ beeinflussen können. Weiter steht die Antibabypille bei langjähriger Einnahme im Verdacht, eine Schilddrüsenfunktionsstörung zu verursachen.

Weitere Anzeichen von Schilddrüsenüberfunktion sind Stimmungsschwankungen und Schlafstörungen, Herzrhythmusstörungen, hoher Puls und Bluthochdruck, häufiges Schwitzen, Zyklusstörungen, Muskelkrämpfe und Zittern.

Dr. Datis Kharrazian und Chris Kresser aus den USA sehen weiterhin einen direkten Zusammenhang zwischen dem Verzehr von glutenhaltigem Getreide und Hashimoto Thyreoiditis. Gluten begünstige die chronische Entzündung der Schilddrüse.

Die Haaranalyse

In den Haaren lassen sich sämtliche Stoffe nachweisen, wie Drogen, Alkohol, toxische Metalle, Medikamente, Spurenelemente und Mineralstoffe. Die im Blut zirkulierenden Stoffe werden in das kontinuierlich wachsende Haar eingelagert und gehen auch durch Haarpflege nicht verloren. Auch das Stresshormon Cortisol lässt sich in den Haaren nachweisen. Somit kann bei langem Haar festgestellt werden, wann der Stress begonnen hat, wann Stress verschwunden ist oder ob eine Person an chronischem Stress leidet. Von einmaligen Haaranalysen, die zu Gesundheitsaussagen dienen, wird eher abgeraten, und sie sind nur dann sinnvoll, wenn diese über einen gewissen Zeitraum regelmäßig durchgeführt werden. Ich durfte einem Mann begegnen, welcher unter Drogeneinfluss Auto gefahren ist und bei einer Polizeikontrolle den Führerschein verloren hat. Der Mann musste nach einer gewissen Zeit zur Kontrolle, um zu beweisen, dass er frei von Drogen ist. Die Beamten setzten auf eine Haaranalyse und entnahmen zur Untersuchung die Haare am Kopf. Die Beamten haben wieder Drogen festgestellt. Der betroffene Mann war entsetzt, dies könne nicht sein, er habe definitiv keine Drogen mehr konsumiert. Einige Seiten vorher habe ich Ihnen von den toten Haaren im Follikel erzählt, die verklebt sind und deshalb nicht ausfallen. Dieser Mann hatte nicht nur doppelt besetzte, sondern durch die schlechte Kopfhautpflege drei bis vier Haare im selben Follikel. Werden nun diese toten Haare analysiert, werden natürlich alte Rückstände, wie in diesem Fall Drogen, gefunden. Er hat dem Beamten von unserer Kopfhautanalyse erzählt und sich dann mit dem Prüfer geeinigt, nur noch Beinhaare zur Analyse zu verwenden. Der Kunde hat den Führerschein zurückerhalten.

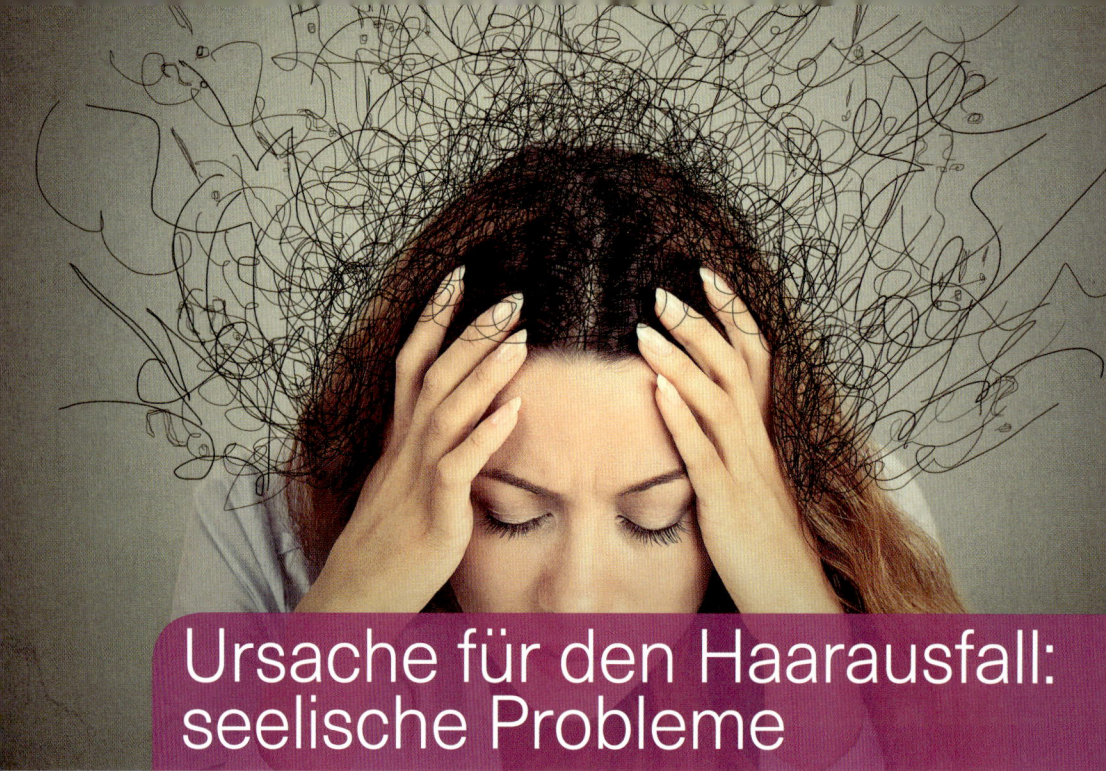

Ursache für den Haarausfall: seelische Probleme

Lebenskrisen und ihre Folgen für die Haare

Schwierige Zeiten im Lebenslauf haben Konsequenzen für die Seele, aber natürlich auch für den Körper, und das auf allen Ebenen. Da machen Kopfhaut und Haare leider keine Ausnahme. Was das Innere erschüttert, wird sich irgendwann auch äußerlich zeigen.

Lebenskrisen führen zu:
- vorzeitigem Ergrauen der Haare – wie zum Beispiel beim Tod eines geliebten Menschen,
- Haarverlust,
- kreisrundem Haarausfall oder
- totalem Haarausfall.

Ein Beispiel: Eine verantwortungsbewusste Frau aus Deutschland bekam ein Stellenangebot aus der Schweiz. Der Job war verlockend, doch was würde wohl die Familie von ihr denken oder ihre Freunde? Sie wurde von einem Gefühl geplagt, alle im Stich zu lassen. Durch Gespräche mit Nahestehenden hatte sie sich am Schluss doch entschieden, in die Schweiz zu ziehen und die neue Arbeitsstelle anzunehmen. Bereits am darauf folgenden Tag, nach dieser definitiven Entscheidung, musste sie mit Schrecken feststellen, wie ihr am Kopf die Haare büschelweise ausfielen.

Auf den folgenden Fotos einer anderen Kundin sehen Sie den Verlauf der Regenerierung eines stressbedingten kreisrunden Haarausfalls. Im Bild links sehen Sie eine Nahaufnahme der Zone des starken Haarverlusts. Was ich auf diesem Bild sehe, ist für mich das Anzeichen einer starken Entgiftung an einer vom Körper präzise ausgesuchten Stelle. Wir erkennen auf dem Bild viele weiße Punkte, sprich Triglyceride, vermischt mit Stoffwechselendprodukten, die der Körper im erhöhten Maße ausscheidet. Diese Kundin hatte mehrere Haarlöcher, am ganzen Kopf verteilt, welche mit gründlicher Kopfhautreinigung und Pflege bereits nach sechs Monaten wieder geschlossen waren.

Ich darf immer wieder feststellen: Werden am Computerbildschirm die betroffenen Stellen mithilfe der

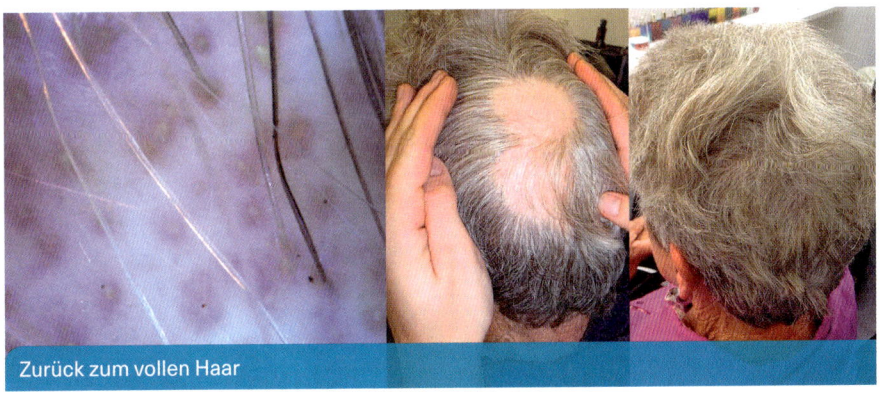

Zurück zum vollen Haar

Kopfhautkamera genau analysiert, verschwinden die Ängste der Betroffenen. Manchmal muss einer Person mitgeteilt werden, dass der Haarverlust noch nicht zu Ende ist, weil zu viele tote Haare sichtbar sind. Aber lieber klare Verhältnisse schaffen, als einer kompletten Hilflosigkeit gegenüberzustehen. Deshalb ist es mir so wichtig, Informationen und Wissen weiterzugeben.

Die Eltern eines Mädchens, circa 12 Jahre alt, lebten getrennt, und als die Scheidung vorüber war, wollte die Tochter ihren Vater besuchen. Sie kontaktierte ihren geliebten Papa und fragte ihn, ob sie ihn besuchen kommen dürfe, darauf sagte er zu ihr: »Du bist nicht mehr meine Tochter!« Kurze Zeit nach dieser Aussage verlor die junge Frau all ihre Haare.

Eine andere junge Dame hat im Alter von 14 Jahren erfahren, dass ihr Vater nicht ihr biologischer Vater ist, und auch sie verlor kurze Zeit nach dieser Mitteilung ihre Haare.

Eine Ehefrau in fortgeschrittenem Alter musste in eine Chemotherapie und verlor, wie bisher üblich, komplett alle Haare. Der Ehemann sah die Trauer und das Leid seiner geliebten Frau und war derart bewegt, dass er drei Tage später ebenfalls alle seine Haare verloren hat – und dies ohne jegliche Medikamente.

Sie können an den oben genannten Beispielen erkennen, dass keine Zuführung von Medikamenten, keine chemischen schädlichen Stoffe oder Diäten zum Haarverlust geführt haben. Es waren unschöne Informationen, welche die betroffenen Personen tief im

> »Die Wirklichkeit eines anderen Menschen liegt nicht darin, was er dir offenbart, sondern in dem, was er dir nicht offenbaren kann. Wenn du ihn daher verstehen willst, höre nicht auf das, was er dir sagt, sondern vielmehr auf das, was er dir verschweigt.«
>
> *Khalil Gibran*

Medikamente gut prüfen!

Auf der kosmetischen Seite können wir nur beobachten, was der Körper auf der Hautoberfläche anstellt, und in diesem Prozess sorgsam kosmetisch reinigen und pflegen, was bereits in den meisten Fällen eine Verbesserung der Haarsituation schafft. Die Wirkung der Psyche auf die Haare darf keinesfalls unterschätzt werden, aber auch fremde Substanzen, wie ungeeignete, falsche oder falsch dosierte Medikamente und schädliche Chemikalien können zu einem totalen Haarausfall führen. Beobachten Sie die Reaktionen Ihres Körpers, wenn Sie ein Medikament einnehmen müssen. Und bei unangenehmen Reaktionen teilen Sie diese Ihrem Arzt mit – oft gibt es alternative Medikamente, die ebenso gut wirken, aber auf die Haare vielleicht keine sichtbaren Auswirkungen haben.

Herzen verletzt haben. Betroffene Menschen nehmen zu Recht sofort den Weg zur Schulmedizin auf und lassen den Körper komplett untersuchen. Leider sehr oft ohne Erfolg, da nirgends eine körperliche Funktionsstörung messbar nachgewiesen werden kann. Vom Blut bis zum Rückenmark – alles in bester Ordnung. Kann ein Analysegerät keine Störung nachweisen, wo soll dann angesetzt werden? Aus diesem Grund kann die Schulmedizin nicht in jedem Fall gezielt weiterhelfen.

Dazu möchte ich erwähnen, dass es aus meiner Sicht eine große Herausforderung darstellt, in jedem Fall den individuellen Menschen mit Standard-Messwerten aus Tabellen zu vergleichen. Jeder ist ein Unikat – wie sein Fingerabdruck. Vermutlich müssten alle Körperfunktionen und Messwerte bereits in früher Kindheit erfasst und regelmäßig nachgemessen werden, um ein absolut persönliches Profil des Körpers zu erhalten. Zusätzlich kommt hinzu, wie viel Stress auf den betreffenden Menschen einwirkt und wie er sich ernährt. Ein großer Aufwand, doch wahrscheinlich könnte nur so festgestellt werden, wie der Körper im Krankheitsfall von seiner ganz persönlichen Norm abgewichen ist.

Wie Stress auf den Körper wirkt

Stress und Ängste bestimmen leider in vielen Momenten unser Leben. Wird Stress nur eine kurze, begrenzte Zeit erlebt, dann ist das absolut kein Problem, und der Körper gelangt unmittelbar nach der Gefahr wieder ins Lot. Stellen Sie sich einen Höhlenbewohner vor: Er geht in den Wald, und der Säbelzahntiger steht auf einmal vor ihm. Wie auch immer dieses Problem gelöst wird – hat der erwachsene Höhlenbewohner die Gefahr ohne einen Kratzer überlebt, wird der Körper in die Entspannung kommen, und die Welt ist wieder in Ordnung. Stress steuert die Blutverteilung in die Peripherie, also in die Muskeln von Beinen und Armen. Die Energie wird verwendet für Angriff oder Flucht. Andauernder, also chronischer Stress kann zu unzähligen Blockaden führen. Somit gehören Erwartungsdruck, sämtliche Ängste, Lebenskrisen oder körperliche Verspannungen zu den Stressfaktoren, die mittel- und langfristig eine Reihe von Problemen auslösen können.

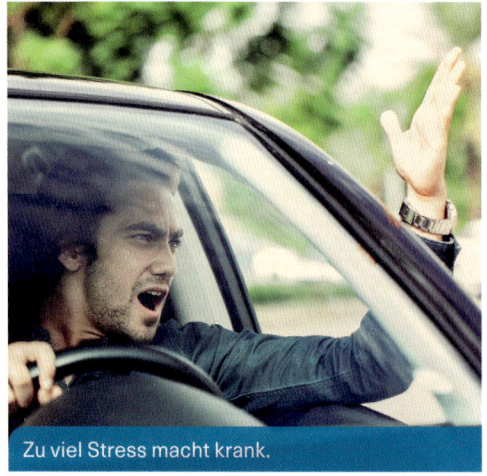

Zu viel Stress macht krank.

Sehen wir uns an, wie sich Stress im Körper auswirkt:

1. Der Herzschlag beginnt, sich zu beschleunigen, und der Blutdruck steigt an. Die Blutgefäße der Muskulatur werden erweitert, und die Organe werden mit weniger Blut versorgt. Weniger

Blut für die Organe bedeutet automatisch weniger Nährstoffe für die Haut und die Haare.

2. Auch die Hormonproduktion wird angeregt, sodass mehr Adrenalin produziert wird. Weiter wird Noradrenalin gesteigert und der Hydrocortison-Spiegel steigt ebenfalls an. Die Cholesterinwerte steigen um bis zu 25 Prozent an, um Reparaturen an den Blutgefäßen sicherzustellen. Hohe Cholesterinwerte gehören heute zu den Hauptrisikofaktoren für Herz- und Kreislauf-Erkrankungen. Und Cholesterin ist ein »Superkleber«, der die toten Haare an die jungen neuen Haare bindet.

3. Durch die Folge der hohen Hormonausschüttung nimmt die Zahl der roten Blutkörperchen zu, damit der Körper mehr, schneller und länger Leistung bringen kann. Die Blutgerinnung wird optimiert, damit im Falle einer Wunde ein Verbluten vermieden wird, und der Blutzuckerspiegel steigt ebenfalls an, um schnelle Energien zur Verfügung zu stellen.

4. Die Muskeln verfügen über mehr Kraft, jedoch werden das Gehirn, die Verdauung und die Sexualität eingeschränkt bis komplett blockiert.

Wie ein Mensch mit psychisch erzeugtem Stress in seinem Leben umgeht, wird ihm bereits früh mitgegeben. Dr. Bruce Lipton teilt in seinen Publikationen mit, dass bereits vor der Zeugung durch das Erleben der Eltern die Natur bestimmt, welche Eigenschaften ein Kind mit in die Welt bringen wird. Durch die Zellbiologie konnte somit aufgezeigt werden, was auch immer ein Mensch an seelischen Empfindungen von seinen Eltern mitbekommt, es handelt sich dabei um 48 Prozent genetische Anteile und um 52 Prozent Wahrnehmungsanteile, die bereits bei der Zeugung dem neuen Leben mitgegeben werden.

Die psychische Belastung oder Empfindung wird somit bei jedem Menschen sehr früh geprägt. Durch den Verlauf des Lebens werden gefühlsmäßig angelegte Tendenzen nur noch bestätigt, was unsere Meinungsbildung über das Leben erhärten lässt, egal, welche psychische Stressempfindung auch immer vorherrscht. Zellen sind nach der Wissenschaft zu 52 Prozent aus der Wahrnehmung heraus gesteuert, und eine Wahrnehmung oder, besser gesagt, eine Sichtweise lässt sich verändern. Wird eine störende psychische Belastung aufgelöst, so folgt oft auch ein körperliches Wohlbefinden. Der Sympathikus wird entspannt, und der Parasympathikus wird wieder aktiv. Wenn der Körper von der Anspannung in die Ruhe wechselt, werden die Organe wieder mit mehr Blut versorgt und können besser arbeiten, wie auf dem folgenden Bild einfach dargestellt ist.

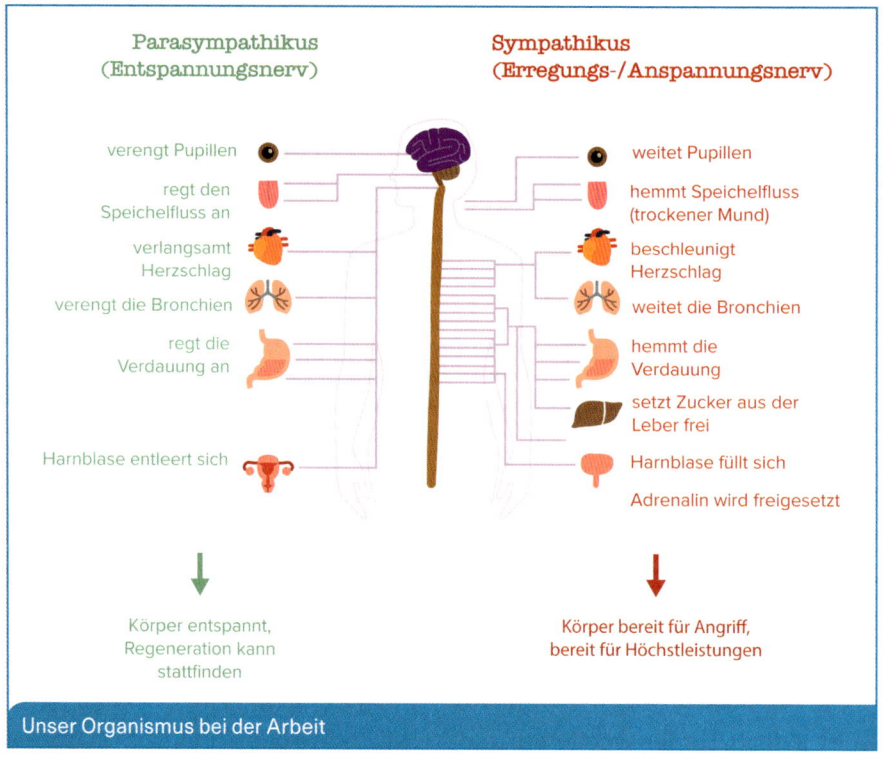

Parasympathikus
(Entspannungsnerv)

Sympathikus
(Erregungs-/Anspannungsnerv)

verengt Pupillen — weitet Pupillen

regt den Speichelfluss an — hemmt Speichelfluss (trockener Mund)

verlangsamt Herzschlag — beschleunigt Herzschlag

verengt die Bronchien — weitet die Bronchien

regt die Verdauung an — hemmt die Verdauung

setzt Zucker aus der Leber frei

Harnblase entleert sich — Harnblase füllt sich

Adrenalin wird freigesetzt

Körper entspannt, Regeneration kann stattfinden

Körper bereit für Angriff, bereit für Höchstleistungen

Unser Organismus bei der Arbeit

Stress während der Schwangerschaft

Sobald ein Mensch im Mutterleib heranwächst, geht es los mit unzähligen Prägungen, die auf das Kind einwirken. Durch die Verbindung der Nabelschnur mit der Mutter bekommt das junge Leben die Gefühlslagen der Mutter völlig automatisch mit, doch nicht nur das, auch die Ernährung oder das Rauchen einer Zigarette während der Schwangerschaft wirkt auf das Kind.

Frau Annika Schibel schrieb in ihrer Dissertation im Jahr 2012 *(Einfluss mütterlichen Rauchens während der Schwangerschaft auf den oxidativen Status im Fruchtwasser),* dass Kinder rauchender Mütter kleiner und leichter waren als die der Nichtraucherinnen.

In den Industrieländern ist es kaum möglich, ein Kind vor allen störenden Quellen zu schützen, und dies ist wahrscheinlich auch nicht zwingend notwendig. Es geht lediglich darum, dem neuen Leben mit mehr Bewusstheit den Start auf dieser wunderbaren Erde zu erleichtern.

Haben wir Stress und versuchen, uns mit Essen zu beruhigen – oder mit Trinken oder einer Zigarette –, so wird das Kind natürlich lernen, dass diese Hilfsmittel das Leben vereinfachen, und die Versuchung liegt dadurch nahe, auch später in der Jugend oder im Erwachsenenalter wie die Mutter zu handeln.

Wächst ein Kind heran, wollen wir wissen, ob das Kind gesund ist. Je nachdem können die Sorgen der Mutter die Stresshormone ganz schön hochhalten, und das Kind könnte durch diese Prägung dazu geneigt sein, später an sich zu zweifeln. Ängste, Zweifel, Sorgen, ob man als Mutter alles gut machen wird, die finanzielle Situation etc.,

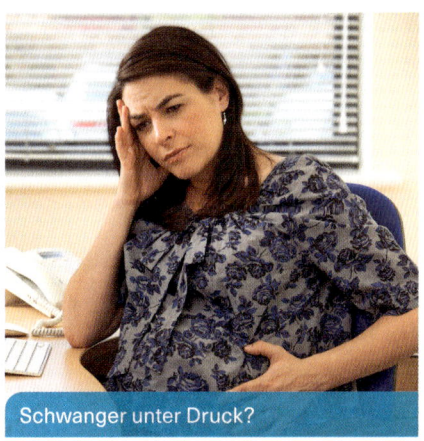

Schwanger unter Druck?

können sich störend auswirken und im Unterbewusstsein abgespeichert werden. Niemand von uns lernt in der Schule, wie man ein Kind richtig erzieht oder wie man sich als Eltern in schwierigen Situationen erzieherisch korrekt und für das Kind förderlich verhalten soll. Erzieherische Missverständnisse können unnötige Probleme schaffen, die ein Leben lang unbewusst wirksam sein können. Wir lernen nicht, die vielen positiven Charaktereigenschaften oder Fähigkeiten bewusst zu entdecken und gezielt zu fördern, um einem Menschen ein gesundes und glückliches Leben zu bieten.

Die ersten drei Lebensjahre ab der Zeugung sind die wichtigsten Phasen eines Menschen, wie Andreas Winter in seinen Vorträgen und Büchern immer wieder mitteilt. Weil in diesen ersten Lebensjahren ein Mensch kein Zeitgefühl besitzt und nicht sagen kann: »Ach, nicht so schlimm, das war gestern, heute ist ein neuer Tag!« Nein, wird einem Kind als Beispiel der Teddybär unerwartet weggenommen, so kann dieser Verlust für das Kind derart schmerzvoll sein, dass das Unterbewusstsein dies abspeichert: Mir nimmt man alles weg. Später wird dieses Verlustgefühl nur noch durch ähnliche Erfahrungen bestätigt und der Mensch entwickelt unbewusst Strategien, damit diese Erlebnisse für ihn seelisch nicht mehr derart schmerzvoll sind.

Glück oder Trauer, alles, was die Mutter erfährt, wird im Unterbewusstsein des Kindes abgespeichert – mit dem Ziel, vom Reiferen zu lernen, um den zukünftigen Lebensweg zu erleichtern.

Meditation hilft heilen

Achtsam geführte Meditationen zentrieren nicht nur unsere Gedanken und beruhigen den Geist, nein, es lassen sich auch gezielt entzündliche Prozesse oder Schmerzen im Körper reduzieren, aber auch zum Beispiel Muskeln aufbauen. Eine tägliche geistige Tankstelle nährt und hilft uns, den Tag mit mehr Energie zu erfahren. In der Regel fühlt man sich belastbarer, ausgerichteter und lebensfroher. Probieren Sie es aus, finden Sie die richtige Kraftquelle für sich, und fördern Sie gezielt die Regenerierung des Körpers und somit auch das Haarwachstum.

Die Geburt und ihre Langzeitfolgen

Eine natürliche Geburt ist das Normalste, was es auf der Welt gibt. Heutzutage kommt allerdings jedes dritte Kind per Kaiserschnitt zur Welt. Je nach Region können es bis zu 50 Prozent sein. Neben der Tatsache, dass es für ein Kind auch psychologisch wichtig wäre, durch den Geburtskanal zur Welt zu kommen, hat ein Kaiserschnitt auch gesundheitliche Folgen für das Kind, wie wir später noch sehen werden. Ein Kind lernt jede Sekunde in seinem Leben und in der Anfangszeit am intensivsten. Kommt ein Kind konventionell auf die Welt – in einer Klinik und in liegender Position –, stehen auf einmal fremde Personen um die gebärende Frau. Der Unterleib einer Frau gehört zu den absolut intimsten Bereichen, und in dieser hochempfindlichen Phase, wo eine Frau so entspannt wie möglich sein sollte, schaut plötzlich ein fremdes Team in Richtung Tabuzone. Könnte dies nicht bei der ein oder anderen Frau zu Geburtskomplikationen führen? Die Geburt sollte daher bereits im Vorfeld gut durchgespielt werden, um so wenig Stress wie möglich aufkommen zu lassen.

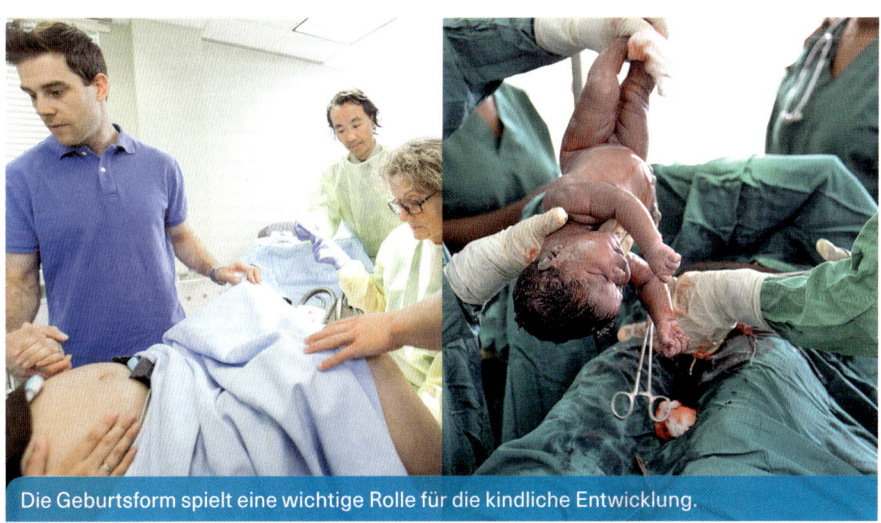

Die Geburtsform spielt eine wichtige Rolle für die kindliche Entwicklung.

Aus meiner Sicht sind Institutionen, welche die Frau bei einer aufrechten Position der Geburtsarbeit unterstützen (stehend, kniend, Becken kreisend etc.), zu bevorzugen: Die aufrechte Position ist unsere ursprüngliche Körperhaltung und führt im Rahmen einer intimen Atmosphäre – mit möglichst wenigen Menschen, Störungen sowie Licht- und Lärmquellen – zu einem ruhigen, entspannten Geburtsvorgang. Ein liebevoll begleitetes Ankommen gibt dem Neugeborenen Vertrauen ins Leben. Bei der liegenden Position stimmen der Winkel und die optimale Öffnung des Geburtskanals nicht. Die liegende Position wurde eingeführt, weil dadurch die Handhabung der technischen Geräte wie CTG, Ultraschall etc. optimal gewährleistet ist. Bei den Naturvölkern wird das Kind im

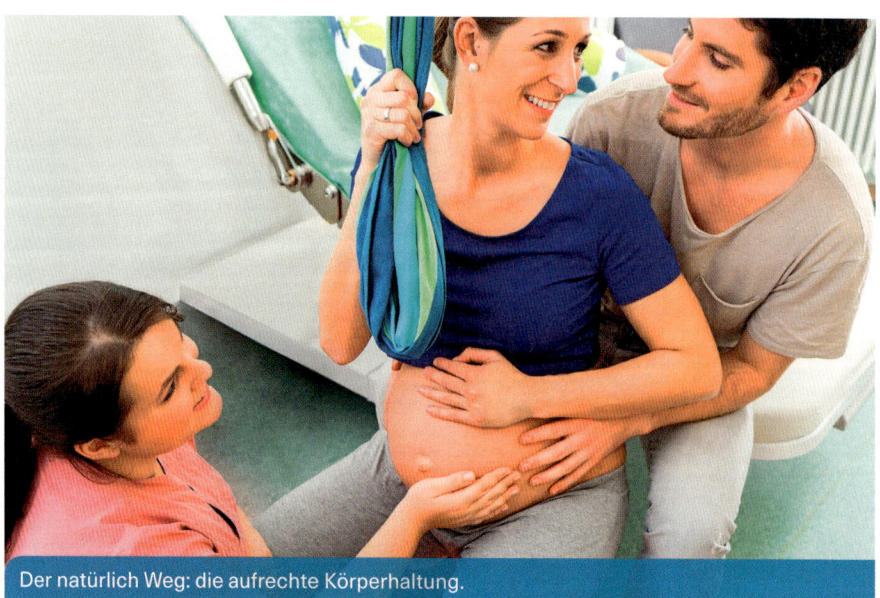

Der natürlich Weg: die aufrechte Körperhaltung.

Kreise der vertrauten Frauen zur Welt gebracht oder an einem ruhigen schattigen Ort völlig allein. Intuitiv nehmen die meisten Frauen eine halb aufrechte Haltung ein. Der Oberkörper ist in aufrechter Position, und die Frau geht in die Hocke oder in die Knie. Dadurch wird das Becken automatisch weit geöffnet, und die Presswehen werden von der Erdanziehungskraft optimal unterstützt. Der Ablauf bei der Geburt prägt den Menschen sein ganzes Leben.

Die Co-Existenz mit Bakterien

Durch einen Kaiserschnitt erhalten Kinder eine falsche Bakterienzusammensetzung, wenn nicht genau darauf geachtet wird. Jeder Mensch »besitzt« rund zehn Billionen Zellen und circa 100 Billionen Bakterien. Obwohl wir so viel Schlechtes über Bakterien hören, sind wir von ihnen abhängig. Zwei bis drei Kilogramm Bakterien befinden sich im Darm. Die Bakterienflora der Mutter wird bei einer natürlichen Geburt vom Kind durch den Mund und die Haut aus der Vagina aufgenommen. Diese

Bakterien sind zuständig für die Vitamin-Synthese, für die Verdauung, für den Stoffwechsel und die Immunabwehr sowie für viele weitere Prozesse im Körper. Diese nützlichen Bakterien sind ein Teil des Erbes – von Mutter, Vater, Großvater und Großmutter –, da die individuelle Zusammensetzung und Entwicklung durch die Einflüsse deren Körper an das neue Leben weitergegeben werden und somit dem Nachkommen optimale Bedingungen fürs Leben mitgeben, die vor Krankheiten schützen sollen. Seit der Entstehung des Menschen sind die Bakterien mit uns eine Co-Existenz eingegangen. Werden die Bakterien nicht artgerecht versorgt, dann haben wir zahlreiche Stressquellen, unter anderem Stoffwechselprobleme, die möglicherweise eines Tages zu Verstopfungen der Kopfhautporen führen könnten. In der heutigen Zeit werden die zahlreichen Probleme wie Diabetes, Allergien, Asthma, Krebs, Magen-Darm-Erkrankungen, psychische Krankheiten etc. in Zusammenhang mit diesen Mikroben gebracht. Durch einen Kaiserschnitt fehlen diese wichtigen Bakterien den betroffenen Kindern von Beginn an.

Seit 2007 werden diese Zusammenhänge genau erforscht. Es wird untersucht, wie weit sich durch Einreiben mit dem Vaginal-Sekret der Mutter das Immunsystem von Kaiserschnitt-Kindern verbessern lässt. Erste Studienberichte zeigen bereits heute, Kaiserschnittgeborene erhalten mit dieser Maßnahme eine beinahe ähnliche Entwicklungsvoraussetzung wie Kinder, welche natürlich zur Welt kamen, das heißt: »Die Art wie Babys geboren werden, beeinflusst die Art von Bakterien, die in und auf unseren Körpern die Führung übernehmen.«

Bakterien auf der Haut

Mit großem Abstand zu anderen Körperstellen befindet sich auf der Kopfhaut mit rund 830 000 Bakterien pro Quadratzentimeter die höchste Anzahl. Unter der Achsel befinden sich zwar rund 1 200 000 Bakterien pro Quadratzentimeter, doch die Fläche ist wesentlich kleiner im Vergleich zur gesamten Kopfhaut. Gute Bakterien fördern den geeigneten pH-Wert (saurer pH-Wert 5.5 = hautneutral) auf der Haut. Weiter produzieren sie antimikrobielle Stoffe gegen infektiöse Bakterien und stärken die Hautbarriere vor äußeren Einflüssen. Schlechte Bakterien verursachen leichte bis schwere Hautinfektionen, die auf Organe übergreifen können. Sie begünstigen Rötungen auf der Haut und geben Enzyme ab, die das Kollagen abbauen und so die Hautalterung beschleunigen. Gute Bakterien stärken den Schutzschild unserer Haut. Somit sollte darauf geachtet werden, dass mehrheitlich natürliche Stoffe auf die Kopfhaut gelangen, da synthetische Stoffe keinen wirklichen Nutzen für die Bakterien haben und eventuell, falsch kombiniert, mit der Zeit noch vernichtend auf diese einwirken.

Seelische Belastungen auflösen

Zurück zum Thema psychischer Stress: Nichts in unserem Leben passiert einfach so. Die erlernte Wahrnehmung des Lebens sowie Ansichten oder unser Gefühl von Hilflosigkeit können uns krank machen. Es spielt keine Rolle, ob es sich um Ängste handelt, um Erwartungsdruck oder wie auch immer sich das Problem nennt. Wird ein Mensch durch ein Gefühl stark belastet und fühlt sich eingeschränkt, sollte die Möglichkeit genutzt werden, mithilfe eines Coaches oder Psychotherapeuten die seelischen Belastungen aufzulösen.

Neu gewonnene Sichtweisen und Erkenntnisse aus der Coaching-Arbeit helfen dabei, innerlich frei zu werden, und schaffen neue Ressourcen. Fühlen wir uns nicht mehr gestresst, kann neue Lebensfreude in uns einkehren.

Unser Leben ist zu wertvoll, Sie sind zu wertvoll, um sich innerlich quälen zu lassen. Tragen Sie belastende Themen mit sich rum, finden Sie einen Coach, der Ihnen guttut und mit seiner Arbeit überzeugt. Lassen Sie sich in einen neuen Lebensabschnitt begleiten. Bei starken Haarproblemen wie beim kreisrunden oder totalen Haarausfall bietet es sich an, die seelischen Themen mit einem Profi-Coach zu bearbeiten. Oft kann dadurch der neue Haarwuchs beschleunigt werden, da der emotionale Stress aufgelöst wurde.

Unser Körper und unser Geist brauchen regelmäßig Ruhe, um auftanken zu können. Die Gedanken lenken unsere innere Ausrichtung. So haben wir jederzeit die Wahl, das Schöne dieser Welt zu sehen oder die Dinge, die uns missfallen. Das Symbol von Yin und Yang zeigt uns, dass auch in allem Schlechten etwas Gutes steckt und in allem Guten etwas Schlechtes. So wie ein Optimist ein halb voll gefülltes Wasserglas sieht, erkennt der pessimistisch veranlagte Mensch in erster Linie das halb leere Glas. Beides sind Realisten, beide haben recht, doch einer von beiden wird mit mehr Freude und Dankbarkeit durchs Leben gehen können.

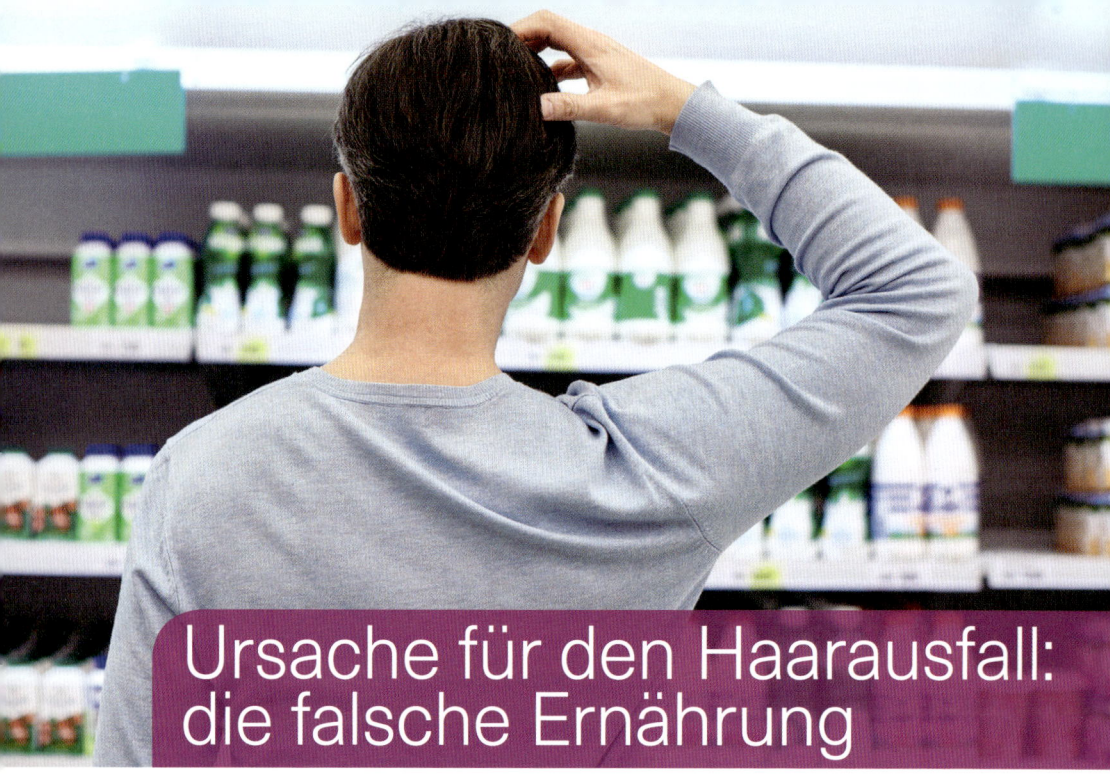

Ursache für den Haarausfall: die falsche Ernährung

Die Weltgesundheitsorganisation führte in Tibet in den Mönchsklostern Untersuchungen durch und stellte fest, dass 60 Prozent der Mönche bei bester körperlicher Verfassung und vollkommen gesund sind: keine Zahnfäule, weder Kreislauf- noch Verdauungsstörungen. Die Ernährung dieser Menschen ist sehr bescheiden. Sie besitzen keine Kühlschränke oder Herde und essen nie Fleisch, Zucker oder künstlich verarbeitete Nahrungsmittel. Ihre Speisekarte besteht in erster Linie aus Gerstenkuchen, Kräutertee und reinem Wasser. Rüben, Karotten und Reis bereichern die Nahrung in der Sommerzeit. Für uns Europäer wäre dieser Speiseplan vollkommen langweilig, dafür wirkt sich unsere Ernährung weniger erfreulich auf die Gesundheit aus.

Gesund in den Industrieländern?

Der allgemeine Gesundheitszustand in den hoch entwickelten Ländern ist leider alarmierend schlecht. In den USA, Deutschland oder Frankreich, in denen der Verbrauch an Milch, Zucker, Fleisch und industriell hergestellter Nahrung am größten ist, haben wir folgende Zahlen: In den USA treten in zwei von drei Familien Krebsfälle auf. Zwei von fünf Menschen leiden und sterben an Herzproblemen, und viele haben Diabetes. 19 Prozent der Bevölkerung, sprich fast jeder Fünfte, ist von chronischen Krankheiten betroffen. In Deutschland leiden 20 Prozent an Diabetes, 20 Prozent der Kinder im Alter von acht bis 16 Jahren zeigen bereits körperliche und geistige Entwicklungsprobleme. Von Rheuma und Gelenkentzündungen sind 15 bis 17 Prozent betroffen.

Macht unsere Ernährung uns krank?

Der bekannte Arzt Dr. med. Max Otto Bruker hat die heutigen Zivilisationskrankheiten auf die Ernährungsfehler zurückgeführt: Gebissverfall, Zahnkaries, Parodontose, Erkrankungen des Bewegungsapparates, die sogenannten rheumatischen Erkrankungen, Arthrose und Arthritis, die Wirbelsäulen- und Bandscheibenschäden, alle Stoffwechselkrankheiten wie auch Fettsucht, Zuckerkrankheit, Leberschäden, Gallensteine, Nierensteine, die meisten Erkrankungen der Verdauungsorgane wie Verstopfung, Leber-, Gallenblasen-, Bauchspeicheldrüsen- sowie Dünn- und Dickdarmerkrankungen, Verdauungs- und Fermentstörungen, Gefäßerkrankungen wie Arteriosklerose, Herzinfarkt, Schlaganfall und Thrombosen, mangelnde Infektabwehr, die sich in immer wiederkehrenden Katarrhen und Entzündungen der Luftwege, den sogenannten Erkältungen, und in Nierenbecken- und Blasenentzündungen äußert, sogenannte Allergien, Neurodermitis, Hautausschläge und organische Erkrankungen des Nervensystems. Bei all diesen Krankheiten ist die Ursache auf die Nahrungsmittel zurückzuführen. Es wundert mich, dass nicht auch Haarausfall auf dieser Liste steht, aber Haarprobleme sind bei den oben beschriebenen Störungen scheinbar nur Nebensächlichkeiten.

Ich höre immer wieder, die Industrie, die Medizin und besonders die Pharmaindustrie machten uns bewusst krank, indem wir vergiftete Nahrungsmittel serviert bekämen, uns »krank« impfen lassen müssten, in verpesteter Luft leben müssten etc.

Als Erstes ist aus meiner Sicht die Medizin definitiv nicht daran schuld, dass die Menschen heute immer kränker werden. Im Gegenteil, in medizinischen Berufen arbeiten viele Menschen, die ihr Bestes geben und Betroffenen ehrlich zur Gesundheit verhelfen möchten. Der Auftrag der Medizin ist es, im Krankheitsfall zu helfen, bis die Gesundheit wiederhergestellt ist. Mehr nicht.

Betrachten wir die Hauptaufgaben der Nahrungsmittel- und Getränkeindustrie, dann geht es darum, uns eine behördlich zugelassene variantenreiche Palette an Köstlichkeiten zu bieten. Was und wie viel wir davon konsumieren, entscheidet jeder für sich selbst.

Jeder Einzelne von uns trägt die Verantwortung dafür, wie er sein Leben gestalten möchte. Niemand nimmt uns die Entscheidung letztlich ab, ob wir Cola trinken sollen oder doch Wasser. Weil viele von uns nicht gelernt haben, sich richtig und gesund zu ernähren, wissen wir auch nicht, was wir essen sollen und was uns tatsächlich guttun würde. Ob Getreide, Fleisch, Gemüse oder Früchte, jeder verträgt das eine besser als

Bei dem großen Angebot an Ernährungsberatern und Instituten findet jeder sein passendes Ernährungskonzept selbst. Die Begleitung durch Profis hilft, die Umstellung auch tatsächlich zu schaffen. Wie oft habe ich nach einer Ernährungsumstellung dankbare Menschen sagen hören: »Jetzt geht's mir viel besser, ich bin wieder fit.«

das andere. Da wir vergessen haben, unseren Körper zu beobachten, essen und trinken wir Dinge, die uns nur schaden. Will jemand seine Ernährung umstellen, so benötigt er professionelle Unterstützung.

Die Verteilung von Nährstoffen

Welche Nährstoffe auch immer Sie Ihrem Körper anbieten, Ihr Organismus wird sie als Allererstes dem Hirn zuführen, da es überlebenswichtig ist, dass alle Abläufe im Körper präzise funktionieren. Nach dem Hirn werden die Sexualorgane mit Nahrung versorgt, da das Fortleben unserer Rasse sichergestellt sein muss. Anschließend werden die anderen Organe wie Magen, Darm, Lunge etc. versorgt, und danach die Muskeln. Nach den Muskeln werden die Nährstoffe der Haut und den Fingernägeln zugeführt, und falls dann noch etwas übrig bleibt, erhalten auch die Haare Nahrung. Es ist wichtig, diese Reihenfolge zu verstehen. Denn wenn wir

beginnen, mit Nahrungsergänzung an uns zu arbeiten, um gezielt etwas zu erreichen, dann benötigen wir Zeit. Liegt im Organismus ein Mangel vor, werden nicht zwingend die Haare versorgt, auch wenn die Nahrungsergänzungsmittel explizit für Haare und Nägel geeignet sind. Wie bei Dr. Bruker erläutert, sind rund 80 Prozent der Zivilisationskrankheiten auf eine falsche Ernährung zurückzuführen: Chemische Zusätze, Farbstoffe, Geschmacksverstärker und Konservierungsstoffe in unseren Lebensmitteln schaden unserem Körper mehr, als sie nutzen. Konservierungsmittel sind für einen sicheren Transport wichtig. Niemand möchte verdorbene Ware im Verkaufsregal. Obst und Gemüse werden oft unreif geerntet und erreichen unsere Discounter und Supermärkte nur, weil mit diversen chemischen Pflanzenschutzmitteln nachgeholfen wurde. Was der Mix an Stoffen mit dem Körper anstellt, ist noch nicht geklärt. Laut weltweiten Untersuchungen leiden über 80 Prozent der Bevölkerung an einem Vitalstoff- und Enzymmangel.

Vielleicht haben Sie davon gehört, dass Silicium ein sehr gutes Baumaterial für die Haare ist. So gehen Sie zum Beispiel in ein Reformhaus und kaufen sich ein Nahrungsergänzungsmittel, was Silicea enthält. Zur Sicherheit steht auf der Verpackung: »Für Haare und Nägel«. Sie nehmen das Produkt ein, aber es zeigt sich selbst nach einem Monat keine wirkliche Besserung. Nun könnte man den Eindruck erhalten, das Nahrungsergänzungsmittel erfülle nicht die gesetzten Erwartungen. Silicium kann aber nicht nur für die Haare gut gebraucht werden, sondern ist auch ein Hauptelement für die Knochen bildenden Zellen wie auch ein wichtiger Bestandteil für die Blutgefäße. Wie im oberen Teil beschrieben, werden Nährstoffe zuerst in den »wichtigeren« Bereichen im Körper eingesetzt und erst am Schluss in den Haaren.

Rein objektiv betrachtet, sind Haare für unseren Körper Luxusartikel, und so werden die Haare auch teilweise von der Schulmedizin behandelt. Haare sind auf keinen Fall überlebenswichtig, und auch ohne Haare kann ein Mensch ein glückliches, erfülltes Leben haben. Deshalb wird der Verlust der Haare bei medizinischen Heilungsprozessen in Kauf genommen, weil das Überleben die größere Priorität hat.

Nahrungsergänzungsmittel sollten viele Monate und Jahre eingenommen werden, um Mängel langfristig zu beheben oder einen erhöhten Verbrauch auszugleichen.

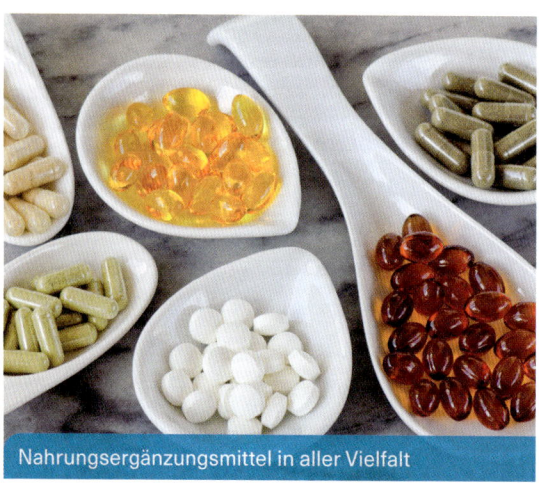

Nahrungsergänzungsmittel in aller Vielfalt

Beispiele zum Nährstoffmangel

In jedem menschlichen Körper finden pro Sekunde rund 1035 biochemische Reaktionen statt. Circa 90 Prozent werden innerhalb und nur circa zehn Prozent außerhalb der Zellen und in den Körperflüssigkeiten durchgeführt. Beinahe alle intrazellulären Reaktionen sind von der Anwesenheit von Mineralstoffen abhängig. Eine ausreichende und geeignete Körperversorgung ist somit essenziell.

Achten Sie deshalb auf den Ausgleich, um mögliche Mängelerscheinungen im Körper und in den Haaren langfristig zu vermeiden.

Nimmt eine Frau orale Verhütungsmittel ein, so muss sie automatisch mit einem erhöhten Verbrauch von Folsäure, Vitaminen B_2, B_6, B_{12}, C, Zink und Magnesium rechnen. Weil in der Vergangenheit niemand auf mögliche Mängel geachtet hat, haben sich die Speicher im Körper immer mehr entleert. Damit eine Schwangerschaft gut verläuft und ein gesundes Kind entstehen kann, muss hoch dosiert mit Folsäure ausgeglichen werden.

Beim Konsum von Energydrinks mit Koffein ist mit einem erhöhten Verbrauch von Molybdän, Vitamin B_5, C, Kalium und Magnesium zu rechnen. Führen wir dies in ausreichenden Mengen wieder zu? In der Regel nicht. Fehlen die Stoffe, beginnt ein Raubbau in unserem Körper, der sich bemerkbar macht. Sehen Sie an diesen Beispielen, welche Wirkungen Genussmittel oder Medikamente auf den Organismus haben:

- **Kaffee mit Koffein** = erhöhter Verbrauch von Kalzium, Magnesium, Eisen und Kalium
- **Antibiotika** = Verbrauch von sämtlichen B-Vitaminen, Folsäure, Vitamin D und K
- **Alkohol** = erhöhter Verbrauch von Folsäure, Thiamin und Vitamin B_6
- **Medikamente gegen Sodbrennen** = erhöhter Verbrauch von Vitamin B_{12} und D, Folsäure, Kalzium, Eisen und Zink
- **Zigaretten** hemmen die Durchblutung und reduzieren die optimale Nährstoffversorgung der Haarpapillen. Zusätzlich gilt ein erhöhter Verbrauch von Vitamin C, D, E und Zink.

Stress durch falsche Ernährung

Laut weltweiten Untersuchungen leiden über 80 Prozent der Bevölkerung an einem Vitalstoff- und Enzymmangel. Bei der Geburt und auch durch das Stillen erhält jeder Säugling einen großen Vorrat an körpereigenen Enzymen. Um gesund und vital zu bleiben, kommt es darauf an, dieses Enzymdepot aufrechtzuerhalten. Mit steigendem Alter und erhöhter Belastung schwinden die ursprünglich angelegten Depots, und sie sollten mit wertvoller Ernährung ausgeglichen werden. Unser Körper benötigt naturbelassene Lebensmittel. Weiter sollten wir darauf achten, dass wir nicht im Stress essen, sondern vorher zur Ruhe gekommen sind. Essen wir unter Stress, kann die Nahrung nicht optimal verstoffwechselt werden.

Nimmt der Körper zu wenig nutzbringende Nahrung auf, so werden die Haare nicht mehr vom Körper berücksichtigt, da die Versorgung der Organe wichtiger ist.

Wie unser Darm auf Zucker reagiert

Der Zuckerverbrauch im Jahr 1850 lag bei rund drei Kilogramm pro Person. Heute liegen wir bei rund 30 Kilogramm pro Kopf. Der Darm eines Menschen benötigt ab der Geburt acht Jahre, bis er durch die Bakterien fertig kultiviert ist. Unser Organismus ist ein empfindliches Ökosystem. Der zu hohe Konsum von Zucker erhöht im Körper den Verbrauch von vielen wichtigen Vitaminen und steigert die Ausscheidung von Mineralien wie Kalzium. Zusätzlich verhindert Zucker die Kalziumaufnahme im Darm. Zucker

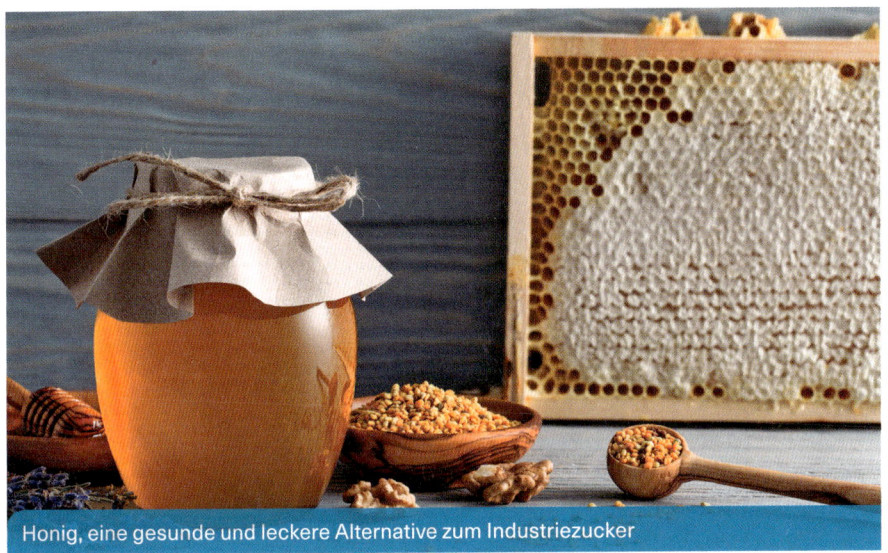

Honig, eine gesunde und leckere Alternative zum Industriezucker

in Kombination mit Koffein ist ein Knochenfresser! Der Stoffwechsel wird gestört, nützliche Bakterien werden getötet, und eine Vielzahl von Entzündungsherden entsteht. Wir Verbraucher sollten raffinierten Zucker oder künstliche Süßungsmittel nicht täglich zu uns nehmen. Wie soll sich der Organismus fit und vital entfalten können und gesund bleiben, wenn wir ihn die ganze Zeit durch ungeeignete Esswaren schwächen? Da Zucker die Bakterienflora schwächt, sollten wir beginnen, regelmäßig Probiotika zuzuführen. Erwachsene und Kinder benötigen unterschiedliche Bakterienkulturen. Bei Unsicherheiten, welche die geeigneten Bakterien sind, sprechen Sie mit Drogisten, Apothekern, Ärzten oder anderen Fachleuten. Kinder werden gerne mit Bergen von Süßigkeiten beschenkt. Das sinnvollste Geschenk für ein Kind ist das Wertvollste, was wir besitzen: unsere Zeit und unsere 100-prozentige Aufmerksamkeit.

Natürliche Alternativen zum ungesunden Industriezucker sind zum Beispiel Baobab, Birkenzucker, Kokosblütenzucker, Birnel, Agavensirup, Honig etc.

Die Mikrobiologie im Körper wird durch das Stillen beeinflusst. Störungen in diesem Bereich können auftreten, wenn weniger als ein Jahr gestillt wird. Zudem hat man herausgefunden, dass gestillte Kinder deutlich selbstbewusster sind. Durch den ständigen Kontakt mit der Mutter wird das Urvertrauen gefördert. Die zu frühe Zugabe von chemisch veränderten Nahrungsmitteln oder raffiniertem Zucker, Süßungsmitteln etc. führt zu einer Entwicklung der falschen Bakterien. Wird langfristig ungeeignete Nahrung zugeführt, werden möglicherweise die Bakterien genährt, die Stoffwechselstörungen begünstigen, was später leider auch zu verstopften Kopfhautporen und Haarlosigkeit führen kann.

Fruktose

In den letzten Jahren haben Fruktose-Intoleranzen rasant zugenommen. Industriell hergestellte isolierte, hoch konzentrierte Fruktose ist billig und wird in unzähligen Nahrungsmitteln als Süßstoff eingesetzt. Diese Art Fruktose kann oft 20 Minuten nach dem Verzehr Blähungen und Bauchkrämpfe auslösen. Wobei dies nur die kurzfristigen Stressreaktionen sind. Fruktose wird auf Lebensmitteln meist als Glukose-Fruktose-Sirup oder Isoglukose ausgewiesen und aus Mais hergestellt.

Zur Erklärung:

Fruktose
= Fruchtzucker
   (Einfachzucker)

Glukose
= Traubenzucker
   (Einfachzucker)

Haushaltszucker
= Fruktose + Glukose
   (Zweifachzucker)

Salz ist nicht gleich Salz

Verwenden Sie Steinsalze und naturbelassene Salze. Um festzustellen, ob ein Salz eine gute Qualität hat und im Körper keinen Stress verursacht, können Sie einen Salztest machen. Sie nehmen das Salz und legen es 40 Sekunden lang auf Ihre Zunge, und wenn Sie nach 40 Sekunden den Eindruck haben, Sie können es schlucken, es schmeckt gut, dann ist es ein gutes Salz. Wenn Sie nach 40 Sekunden den Eindruck haben, Sie haben »ein Loch in der Zunge«, dann sollten Sie dieses Salz vielleicht eher meiden. Wir denken oft, Natriumchlorid ist Natriumchlorid, also Salz ist Salz. So einfach ist es nicht. Es gibt Steinsalz, Meersalz, Himalajasalz, Wüstensalz, raffiniertes Salz usw.

Billiges Industriesalz wird heute stark kritisiert. Durch die tägliche Ernährung nehmen wir zwölf bis 20 Gramm Industriesalz zu uns. Unser Körper kann von diesem Salz nur fünf bis sieben Gramm verarbeiten. Die restliche Menge wird im Körper mit Zellwasser vermischt, um Gewebeschäden zu verhindern. Wir konsumieren demnach viel zu viel industriell hergestelltes Salz. In früheren Zeiten wurde Salz mit Gold aufgewogen. Qualitätssalz ist kostbar und wertvoll für unseren Organismus.

Lebensmittel Kuhmilch?

Der Mensch ist das einzige Lebewesen, das auch im erwachsenen Zustand Milch trinkt. Industriell veränderte Kuhmilch steht im Verdacht, viele Allergien zu begünstigen. In erster Linie ist diese Milch für den Menschen einfach nicht bekömmlich. Stress, egal in welcher Form dieser erzeugt wird, verursacht mit der Zeit ein Haarproblem. Sind Sie geschwächt und haben den Eindruck, nichts hilft Ihnen im Hinblick auf Ihre Haare, sollten Sie radikale Wege gehen und jeden möglichen Stress eindämmen, der in Ihrem Körper entstehen könnte.

Sollte Milch unverzichtbar sein, dann wäre frische Rohmilch, direkt vom Bio-Bauern, besser. Schafs-, Ziegen- oder Pferdemilch sind für den Menschen wesentlich bekömmlicher als industriell veränderte Kuhmilch. Noch besser sind die pflanzlichen Alternativen wie Kokosmilch, Mandelmilch und die herstellbare Milch von Getreidesorten, die glutenfrei oder zumindest glutenarm sind.

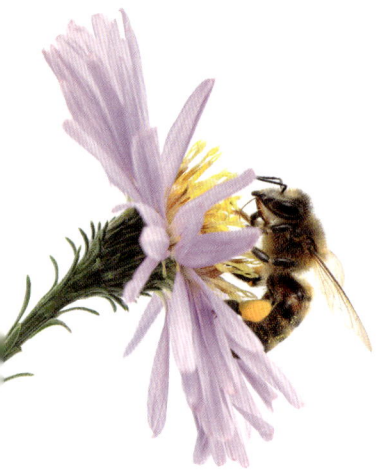

Konventionelle Lebensmittel oder Bioprodukte

In der Schweiz gab es im Jahr 2015 eine Fernsehsendung namens »Kassensturz«. Da wurde darüber informiert, dass in Bionahrung nur noch 30 Prozent der belastenden Gifte enthalten sind – im Vergleich zu der konventionellen Nahrung.

Die Medien informieren uns regelmäßig darüber, wo welche belastende Stoffe entdeckt wurden. Wir werden über diese Dinge in Kenntnis gesetzt, damit wir die Wahl haben, gesündere Nahrungsmittel einzukaufen. Eigentlich sollten gar keine schädlichen Stoffe den Weg in die Nahrung finden, doch das ist nicht so einfach. Wir können unserem Körper jedoch diejenigen Nährstoffe zuführen, die ihm helfen, mit all diesen Herausforderungen besser umzugehen.

Meine Empfehlung ist, nur Lebensmittel aus naturgerechtem Anbau zu sich zu nehmen. Naturbewusste Lebensmittelhersteller fördern mit ihrer Vorgehensweise Billionen nützlicher Bakterien. Werden die guten Bakterien gefördert, wandeln diese Mikroorganismen den gesamten Boden in eine nährstoffreiche Quelle für Pflanzen, Tiere und in letzter Konsequenz auch für uns Menschen um. Der Boden ist gesünder, das Wasser ist sauberer, die Luft ist reiner. Alles hängt miteinander zusammen. Kaufen Sie mehr naturbewusste Lebensmittel, so wird die Nahrungsmittelindustrie sich Stück für Stück mehr nach der Nachfrage richten und beginnen, die Regale entsprechend

Die Medien berichten uns, dass unsere Bienen vermehrt sterben! Wären weniger Pestizide auf den Pflanzen, dann würde sich auch der Organismus der Bienen erholen können. Ein starker Organismus kommt mit vielen Herausforderungen im Leben besser zurecht, dies trifft bei jedem Lebewesen zu.

zu füllen. Weiter bauen Behörden Kontrollstellen auf, und neue Institutionen werden gegründet, um die von Ihnen gewünschte Qualität zu garantieren. Mit Ihrer Entscheidung am Verkaufsregal wird im Hintergrund eine ganze Maschinerie in Bewegung gesetzt, damit Sie den Wert und die Qualität erhalten, die Sie sich wünschen. Ihr Ja zu gesunden Lebensmitteln hilft der Bakterienwelt, sich zu regenerieren, und schenkt uns allen mehr Gesundheit. Kommen die Umwelt, der Acker, der Wald, die Bäche, Seen und Meere ins Gleichgewicht, dann wird auch der Körper in Balance gerückt.

Wasser: Grundlage für gesundes Leben

Sauberes, reines Wasser ist das wichtigste Lebensmittel und eines, das wir wirklich benötigen. Mit Wasser kann der Organismus seine Prozesse und Aufgaben optimal bewältigen. Der Körper ist programmiert auf ständige Selbstheilung und versucht, sich mit allen verfügbaren Möglichkeiten auszubalancieren. Reines Wasser ermöglicht erst den Stoffwechsel, dient als Lösungs- und Transportmittel von Substanzen und reguliert den Wärmehaushalt des Organismus. Wasser entgiftet unseren Körper.

Vollkommen selbstverständlich geben wir Pflanzen und Tieren reines Wasser. Wir wissen, ohne Wasser sterben die Organismen oder sie gehen ein. Unsere Kinder versorgen wir dagegen häufig täglich mit süßen Getränken. Bei der heutigen Jugend wird kaum noch Wasser getrunken. Energydrinks am Morgen, Cola am Mittag, literweise Zuckergetränke den ganzen Tag. Solange es dem Mensch gut geht, ist das kein Problem, was aber, wenn die Gesundheit auf einmal kippt? Sind wir Opfer, oder waren wir die ganze Zeit Täter? Wie Dr. Bruker erklärt hat, wird das Falsche im übertriebenen Maße zwangsläufig unserer Gesundheit schaden – früher oder später.

Trinken Sie rund zwei bis drei Liter reines Wasser oder Wasser, das mit basischen Mineralien versetzt ist, dann tun Sie sich etwas Gutes.

Da die Böden nicht mehr den gleichen Nährstoffgehalt wie vor 150 Jahren zur Verfügung stellen, sollte mit Nahrungsergänzungsprodukten täglich nachgeholfen werden.

Der Konsum von Zucker, Alkohol, süßen Getränken, Fleisch und auch Nudeln wirkt sich im Körper Säure bildend aus. Mit basischer Nahrung oder basischen Getränken helfen wir dem Körper schneller, in die Balance zu gelangen. Als Vergleich stellen Sie sich eine Waage mit zwei Auflageschalen vor. Wird an einem Ort ein Stoff entnommen, wandert diese Schale nach oben, und die andere Seite fällt nach unten. Bei zu hohem Zuckerkonsum laufen wir Gefahr, dass unsere Knochen abgebaut werden. Führen wir zu wenig Kalzium zu, muss sich der Körper an dem bedienen, was

Fasten reinigt Körper und Seele

Die Fastenzeit wurde von den Religionen als Pflichtprogramm eingeführt, natürlich aus religiösen Gründen, aber auch, weil es früher nicht an jeder Ecke einen Arzt oder Mediziner gab. Die Menschen waren mehr oder weniger auf sich allein gestellt, und der einfachste Weg, sich selbst einigermaßen gesund zu halten, bestand aus dem Fasten.

Durch Reduzierung der Nährstoffzuführung kann sich der Körper einmal im Jahr entlasten und ordentlich entgiften. Eine äußerst wirksame Lösung – und die Menschen, die dies durchhalten, fühlen sich oft fitter und gesünder.

Bereits eine Kalorienreduzierung um 50 bis 80 Prozent, und das nur jeden zweiten Tag, zeigt deutliche Verbesserungen hinsichtlich Insulinverträglichkeit, Autoimmunkrankheiten und Asthma – und dies bereits nach 14 Tagen. Ist es nicht spannend, wie Symptome 1:1 mit der Ernährung zusammenhängen?

vorhanden ist, und dies ist das Kalzium in den Knochen. Findet mittel- oder langfristig kein Ausgleich statt, wird der Körper einen Preis zahlen müssen, indem er beginnt, sich selbst innerlich abzubauen. Kommt unser System durcheinander, sehen wir es an den Augen, an Falten, an der fahlen Hautfarbe, an brüchigen Fingernägeln, Haaren etc. Der Körper tut sein Bestes, um ins Gleichgewicht zu kommen. Wir sollten ihn unterstützen. Die Herstellung einer Balance sollte unser ständiges Hauptziel sein.

Schweinefleisch meiden

Schweinefleisch ist dem »Menschenfleisch« sehr ähnlich. Deswegen würde man gern das Schwein als Ersatzteillager für den Menschen verwenden.

Noch in den 90er-Jahren prophezeiten Forscher, der Engpass in der Transplantationsmedizin sei bis zum Jahr 2000 behoben, weil man dann Organe des Schweines in Menschen verpflanzen könne. Doch wo steht die Xenotransplantation heute – in Zeiten von Zoonosen wie SARS und Vogelgrippe? »Das waren voreilige Heilversprechen«, relativiert Jörg D. Seebach, Leiter des Labors für Transplantationsimmunologie am Universitätsspital Zürich.

Dr. med. Hans-Heinrich Reckeweg entwickelte die Basis für die Ablehnung des Schweinefleisches. Bei seinen Beobachtungen stellte er fest, dass Schweinefleisch für uns Menschen giftige Stoffe enthält, die er Sutoxine nannte und die zu Krankheiten führen. Zu den Sutoxinen zählte er unter anderem Cholesterin, Wachstumshormone, Sexualhormone und das Grippevirus. Seiner Meinung nach erkranken Schweinefleisch-Esser häufiger als andere Menschen an Blinddarmentzündungen, Furunkeln und Entzündungen der Gallenblase. Bei regelmäßigem Verzehr von Schweinefleisch ersetze das Gewebe des Schweins allmählich das menschliche Körpergewebe. Von der Wissenschaft wird diese Theorie komplett abgelehnt.

Mein Freund und für mich einer der begnadetsten Naturärzte, Bruno

Stark (verstorben im Jahr 2007), erklärte mir, Schweinefleisch sei nicht per se giftig, doch sobald Schweinefleisch mit den Magensäften in Kontakt gelange, werde ein Nervengift erzeugt, das die Entstehung von Krankheiten im Körper begünstige.

Da Schweinefleisch dem Menschenfleisch sehr ähnlich ist, steht unser Körper beim Verzehr unter massivem Stress, da er unsicher ist, ob er »sich nicht selbst verdaut«.

Bruno Stark und viele andere Naturärzte, die ich kenne, lehnen eine Behandlung ab, sollte weiterhin Schweinefleisch gegessen werden.

Somit mein Rat: Fühlt sich jemand körperlich geschwächt, ist es wohl besser, den Körper nicht zusätzlich zu stressen und auf Schweinefleisch zumindest in dieser Zeit zu verzichten.

Das Verhältnis von Fleisch und Gemüse

Zu einem Teil Fleisch oder Fisch sollten immer drei bis vier Teile Gemüse oder Salat gegessen werden. Mit dieser Grundformel kann ein Übersäuern im Körper reduziert werden. Geben wir dem Körper 100 Gramm Fleisch, sollte auch mindestens 300 bis 400 Gramm Gemüse oder Salat zugeführt werden. So kann das Säure-Basen-Verhältnis im Körper in Balance gehalten werden. Für ein Verhältnis von 1:1 bei Fleisch und Fisch zu Gemüse, können wir auch täglich höher dosierte basische Mineralien zu uns nehmen. So nebenbei erwähnt: Übersäuerung im Körper kann auch durch ständig wiederkehrende schlechte Gedanken und Stress entstehen.

Lebenswichtige Fette

Fett gehört zu den Hauptnährstoffen und ist lebensnotwendig für verschiedenste Funktionen im menschlichen Körper. Die tägliche Fettzufuhr sollte entsprechend der Schweizer Lebensmittelpyramide zwischen 20 bis 35 Prozent (maximal 40 Prozent) der täglichen Energiezuführung betragen. Für unsere Gesundheit spielt jedoch nicht nur die Menge der aufgenommenen Fette eine wichtige Rolle, sondern auch die Art, also der Gehalt der verschiedenen Fettsäuren.

Von den 45 bis 80 Gramm Fett, die wir täglich zu uns nehmen sollten, wäre ein gute Aufteilung folgende: rund ein Drittel Biobutter, keine Margarine oder andere ähnliche künstlich hergestellte Ersatzbutter, ein Drittel Kokosfett oder Olivenöl extra vergine und ein Drittel Leinöl.

Um genügend wertvolle Fettsäuren zu konsumieren, benötigen wir Fette und Öle, die reich an einfach und mehrfach ungesättigten Fettsäuren sind. Folgende Tipps gilt es zu beachten:

- Täglich zwei bis drei Esslöffel (20 bis 30 Gramm) Pflanzenöl (Olivenöl extra vergine, Kokosfett, Leinöl)
- Täglich eine Portion (20 bis 30 Gramm) ungesalzene Nüsse, Samen oder Kerne, z. B. Chiasamen
- Täglich Biobutter oder Biosahne usw. sparsam verwenden (circa ein Esslöffel = zehn Gramm pro Tag)

Fette in der richtigen Zusammensetzung sorgen dafür, dass der Talg, der aus Haut und Kopfhaut ausgeschieden wird, cremiger fließen kann. Der Verzehr von frittierter Nahrung, zu viel Zucker, Alkohol und zu vielen Kohlenhydraten sorgt für einen klebrigeren, zähen Talg auf der Kopfhaut, was zu verstopften Kopfhautporen führen kann. Sind diese Poren undurchlässig, werden die Haare dünn oder bleiben eines Tages aus. Jede Zelle hat eine hauchfeine Zellwand, die durch ungesättigte Fettsäuren und Lecithin elastisch bleibt. Ohne eine ausreichende Menge an nativem Pflanzenöl werden die Zellwände spröde, und das schadet nicht nur den Haaren, sondern auch der Schönheit der Haut.

Nahrungsergänzungsmittel

Durch die vielen Studien, welche die Unterversorgung von Vitaminen und Mineralstoffen der Bevölkerung belegen, macht es in der heutigen Zeit absolut Sinn, Nahrungsergänzungsmittel zu sich zu nehmen, um fit zu bleiben.

Durchschnittlich konsumiert ein Deutscher rund 82 Prozent zu wenig Gemüse und 59 Prozent zu wenig Obst.

In den Drogerien und Apotheken kann man Präparate mit medizinischer Zulassung und reine Nahrungsergänzungsmittel kaufen. Ein Nahrungsergänzungsmittel ist für die tägliche Einnahme gedacht, und ein medizinisches Produkt ist in der Zeit erlaubt, in der man an einer Krankheit leidet. Ist jemand gesund, sollte er wieder auf normale Nahrungsergänzungsmittel wechseln. Bei einem Nahrungsergänzungsmittel darf die gesetzlich vorgeschriebene tägliche Einnahme-Empfehlung der Mineral- und Vitaminstoffe nicht überschritten werden. Ist ein Mensch krank, darf die gesetzlich vorgeschriebene Einnahme-Empfehlung eines Medizinprodukts deutlich überschritten werden. Viele denken, ein Medizinpräparat sei wesentlich reiner und weniger mit Schwermetallen belastet als ein Nahrungsergänzungsmittel aus der Apotheke. Dem ist nicht so, Nahrungsergänzungsmittel sind streng kontrolliert, und die empfohlenen täglichen Dosiermengen dürfen auf keinen Fall überschritten werden. Auch die gesetzlich vorgeschriebenen Schwermetallgrenzwerte in einem Produkt werden strikt eingehalten. Das Gesetz ist äußerst streng, und Nahrungsergänzungsmittel-Hersteller sind stark gefordert damit, die Werte einzuhalten. Ein medizinisches Produkt darf die Werte um das X-fache überschreiten. Da es nur für den Krankheitsfall und nur für eine bestimmte Zeit zur Einnahme gedacht ist, sollten keine Langzeitschäden durch erhöhte Unreinheiten entstehen.

Mit welchem Nahrungsergänzungsmittel ein Defizit optimal ausgeglichen werden kann, können Sie mit dem Apotheker, mit Ihrem Arzt oder Ernährungsberater besprechen.

Eine mögliche Rundumlösung wird sicherlich mit dem Verzehr von Moringa geboten. Mehr als 700 wissenschaftliche Studien nennen die Blätter dieses »Wunderbaums« ein wertvolles Lebensmittel. Moringa oleifera stammt ursprünglich aus Indien, wo die Pflanze schon seit Jahrhunderten in der Praxis der Ayurveda-Medizin verwendet wird. Die Tatsache, dass der Mensch alle ihre Bestandteile, Blätter, Blüten, Früchte (Schoten), Samen und Wurzeln, verwenden kann, macht Moringa einzigartig. Die Blätter des Moringabaumes enthalten die meisten Nährstoffe. Nach der Ernte werden die Blätter getrocknet und danach zu Pulver zermahlen. Moringa hat einen typischen Rettichgeschmack und kann ganz einfach durch Zufügen bei den täglichen Mahlzeiten verwendet werden.

Natürliche Helfer

Bei Menschen, die bereits weißes Haar hatten, wurde beobachtet, dass die Haare nach drei Jahren Moringa-Verzehr wieder zu ihrer natürlichen Farbe zurückgekehrt sind. Diese Beobachtung zeigt, dass die richtige Ernährung die Zellerneuerung begünstigen kann. Werden dem Körper hochwertige und brauchbare Vitalstoffe zugeführt, können die Zellen sich schneller und besser regenerieren, und wir bleiben wesentlich länger fit und jung.

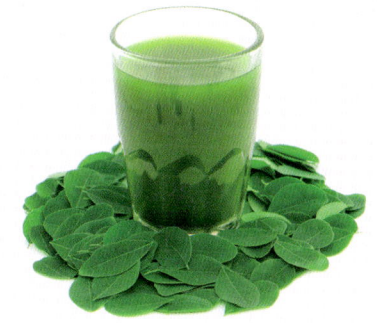

Fermentierte Nahrung = lebendig?

Fermentierte Lebensmittel sind ein wahrer Schatz für uns Menschen. Die von Bakterien umgewandelten Ausgangslebensmittel werden in eine Vielzahl der wertvollsten Enzyme – ein Gewinn und eine Vitalquelle für den Körper – mit sofortiger Bioverfügbarkeit aufgeschlüsselt.

Menschen, die fermentierte Lebensmittel regelmäßig einnehmen, fühlen sich auch im Alter oft vitaler als andere.

Die bekanntesten fermentierten Lebensmittel sind Miso, Sauerkraut, Kimchi, Sojasoße oder Kombucha. Die Milchsäurebakterien helfen, Lebensmittel in wertvolle Energiestoffe für unseren Körper umzuwandeln. Deswegen empfehle ich, fermentierte Lebensmittel zu konsumieren, damit der Körper gute Enzyme,

Aminosäuren und sämtliche Vitamin-Bandbreiten wiederbekommen kann. Es gibt auf dem Markt einige Hersteller, die sehr gute Produkte in diesem Bereich anbieten. Fermentation ist ein toller Lösungsweg, um dem Körper in sehr kurzer Zeit viele wertvolle Nährstoffe zuzuführen.

Verantwortung übernehmen

Wie wir uns ernähren, liegt allein in unserer Hand. Deshalb gilt es, Verantwortung zu übernehmen.

In den Coaching-Bereichen wird empfohlen, sich sechs Tage bewusst und gesund zu ernähren. Am siebten Tag kann ein »Fresstag« eingeführt werden. Alles ist erlaubt: Zucker, Pizza, Chips, Alkohol – worauf immer Sie Lust haben. Essen wir nur einmal die Woche ein wildes Durcheinander, kann der Körper dies wieder spielend regulieren.

Oft ist das Sättigungsgefühl bei Lebensmitteln mit hoher Qualität früher erreicht und hält uns länger satt, was die höheren Kosten somit relativiert.

Wenn Sie nicht wissen, welche Nahrungsmittel für Sie persönlich die geeigneten sind und Ihre Gesundheit langfristig fördern, besuchen Sie eine Ernährungsberatung.

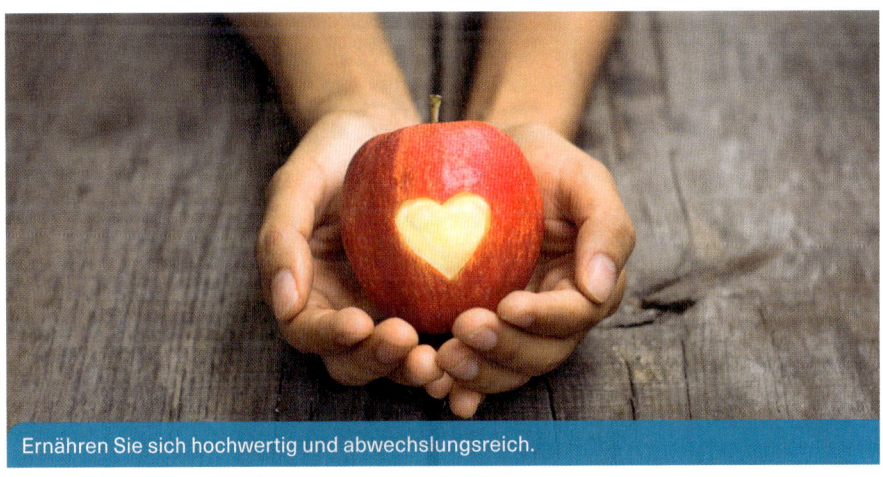

Ernähren Sie sich hochwertig und abwechslungsreich.

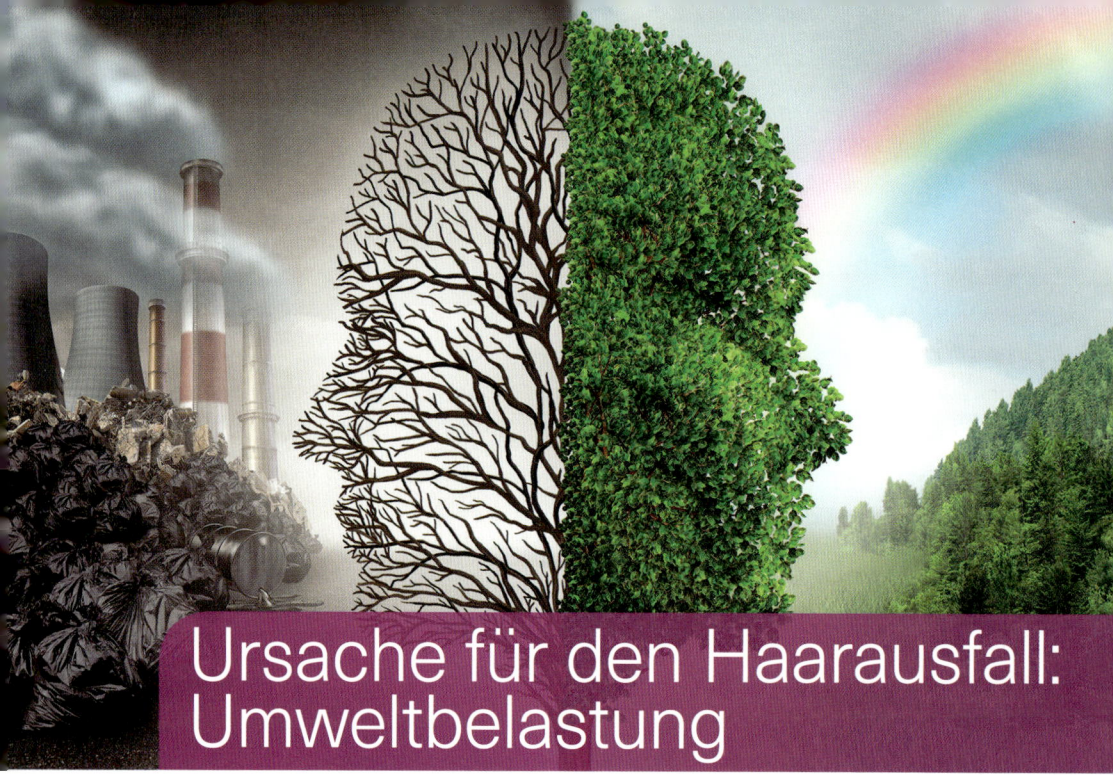

Ursache für den Haarausfall: Umweltbelastung

Das Gift um uns herum

Als ob die Belastung durch unsere Nahrungsmittel nicht genug wäre, werden wir durch die Medien beinahe täglich über irgendeinen gefundenen Müll und Schadstoffe im Boden, in der Luft oder im Wasser informiert. Umweltgifte sind unsichtbar, geruch- und geschmacklos und trotzdem ständig um uns – von saurem Regen, Schwermetallen, Rußpartikeln, Stickoxiden, Feinstaub über eine Vielzahl von anderen Toxinen bis hin zur Radioaktivität.

Haben wir belastende Stoffe in der Natur, müssen auf der anderen Seite ausbalancierende Stoffe zugeführt werden. Die Wissenschaft experimentiert mit Asche und Kalk, um den Waldboden zu regenerieren, und ist über die positive Auswirkung überrascht. Bleibt der Ausgleich aus, kommt es früher oder später zu großen Mangelerscheinungen. Leidet die Natur, leidet früher oder später der Mensch und jedes Lebewesen auf dem Planeten Erde, da alles miteinander zusammenhängt.

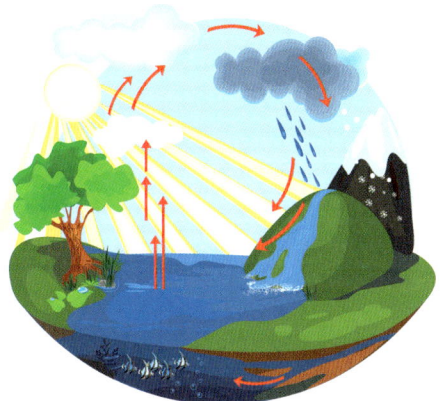

So ist die Zeit reif, die Zeichen ernst zu nehmen. Unser Körper benötigt wertvolle Vitamine und Mineralien, unsere Bakterien müssen gut versorgt werden, damit sie auch in diesen belastenden Zeiten wie heute gut arbeiten können.

Durch unseren bewussten und naturnahen Einkauf werden die Bauern und die Industrie dazu gebracht, umweltfreundliche Substanzen einzusetzen und nicht mehr die billigsten, rein synthetischen Stoffe. Wird die Natur nicht mehr belastet, wissen Sie mittlerweile selbst, welchen positiven Kreislauf Sie damit in Gang gesetzt haben.

Früher hörte man oft, dass Menschen in Höhenkliniken zur Kur waren und wesentlich erholter zurückkamen. Die Luft in den höher gelegenen Alpen- und Bergregionen fühlt sich nicht nur reiner und frischer an, sie ist es auch.

Die Auszeit in diesen Regionen tut unserem Körper gut, und das Durchatmen fällt uns wesentlich leichter. Raus aus dem Alltagsstress, weg von Straßenlärm und Luftverschmutzung rein in eine sauberere Welt. Frische, reine Alpenluft fördert die Abwehrkräfte, befreit die Bronchien und lässt uns freier atmen. Vielen Pflanzen werden besondere Heilkräfte nachgesagt, und durch ihren Zauber in der Natur unterstützen sie uns in der Entspannung.

Umso höher man geht, umso weiter man sich entfernt von der Stadt, desto reiner wird die Luft. Schadstoffe wie Kohlenmonoxid und Feinstaub nehmen mit jedem Höhenmeter ab. Das Alpenklima beeinflusst unseren Kreislauf positiv und

Für Menschen, die keine Möglichkeiten haben, in die Berge zu gehen, wäre das Wandern im Wald eine gesunde Alternative. Weit weg von den Belastungen der Städte.

aktiviert Abwehrkräfte, hilft bei Hauterkrankungen, und auch psychosomatische Beschwerden bessern sich. Ein Wochenende in den Alpen ist wie ein Kurzurlaub für die Atemwege und eine Tankstelle für unsere Seele. Bergluft, ab 1000 Metern über dem Meeresspiegel, ist eines der effektivsten und ältesten Heilmittel der Erde – und das Beste ist: Dieses »Medikament« bekommen Sie rezeptfrei und ohne Nebenwirkungen.

Elektrosmog

Als Elektrosmog wird alles bezeichnet, was elektromagnetische Wellen erzeugt. Alle elektrischen und elektronischen Geräte wie DECT-Telefone, Handy, Smartphone, Sendemasten, WLAN-Boxen und Computer etc. generieren Frequenzen, die chronischen Stress erzeugen können. Hat früher ein Mensch an der Strahlenbelastung gelitten, wurde er mit der Diagnose »psychosomatisches Problem« abgestempelt. Auch im Jahr 2016 werden Auswirkungen von Elektrostrahlen belächelt und als umstritten dargestellt. Doch im Gegensatz zu früher gibt es heute zahlreiche Studien, die die Probleme in Zusammenhang mit Elektrosmog wissenschaftlich belegen. Von der Schädigung der Spermien und der Fruchtbarkeit über Wachstumsstörungen bei Kindern, Störungen im Gehirn oder erhöhter Krebsgefahr im Umkreis eines Handy-Mastes bis hin zu Schlafstörungen – diese Liste ist bestimmt noch lange nicht zu Ende. Tragen Männer das Handy

Auf den Internetseiten www.diagnose-funk.org und www.gigaherz.ch können viele Studien zu Elektrosmog nachgelesen werden.

der Hosentasche, reduziert sich die Spermienzahl drastisch auf 40 Prozent lahme Spermien im Vergleich zu Männern, die vor 60 bis 80 Jahren lebten – mit 100 Prozent beweglichen und aktiven Spermien. Scheint es da nicht logisch, dass, wenn solche Auswirkungen auf die Spermien messbar nachgewiesen werden können, auch all unsere anderen Zellen Probleme haben mit den »falschen« Strahlenfrequenzen?

Aussagen wie »Ich sehe ja nichts, wo liegt das Problem?« oder »So ein Blödsinn, den Strom in der Nacht abzuschalten, damit man besser schläft ...« bringen keinen weiter. Wie heißt es so schön: Nicht wissen schützt nicht.

Künstlich erzeugte Stressfaktoren gehören auch zu den Quellen, die früher oder später als Nebeneffekt Haarprobleme fördern können. Aus diesem Grund meine Empfehlung: Handys gehören nicht in die Hände von Kindern oder nur, wenn der Flugmodus eingeschaltet ist. Weiter sollte das Handy nicht permanent auf dem Körper getragen werden, und WIFI-Geräte müssen spätestens in der Nacht ausgeschaltet werden. Der Körper benötigt in der heutigen anspruchsvollen Zeit dringend Ruhe, damit er sich erholen kann. Denken Sie daran, wenn Sie unter Stress stehen, fließt das Blut im Körper nicht optimal. Die Strahlen im künstlich erzeugten Bereich werden definitiv die nächsten Jahre unsere Wissenschaft herausfordern. Hoffentlich werden schnellstmöglich Lösungen präsentiert und umgesetzt, die menschen- sowie umweltfreundlich sind.

Wir befinden uns in sehr extremen Zeiten, aber ich finde das gar nicht so schlecht, denn durch die Extreme kommt man früher oder später zur goldenen Mitte zurück. Es ist nicht alles negativ, was wir heute tun. Wir brauchen diese Erfahrungen, nur so können wir lernen, was uns fördert und was uns hindert. Wichtig ist, erkannte Probleme auch anzugehen und letztlich zu lösen.

Folgendes Sprichwort begleitet mich schon lange: »Wer ein Problem erkannt hat und nichts zur Lösung des Problems beiträgt, ist selbst ein Teil des Problems geworden.«

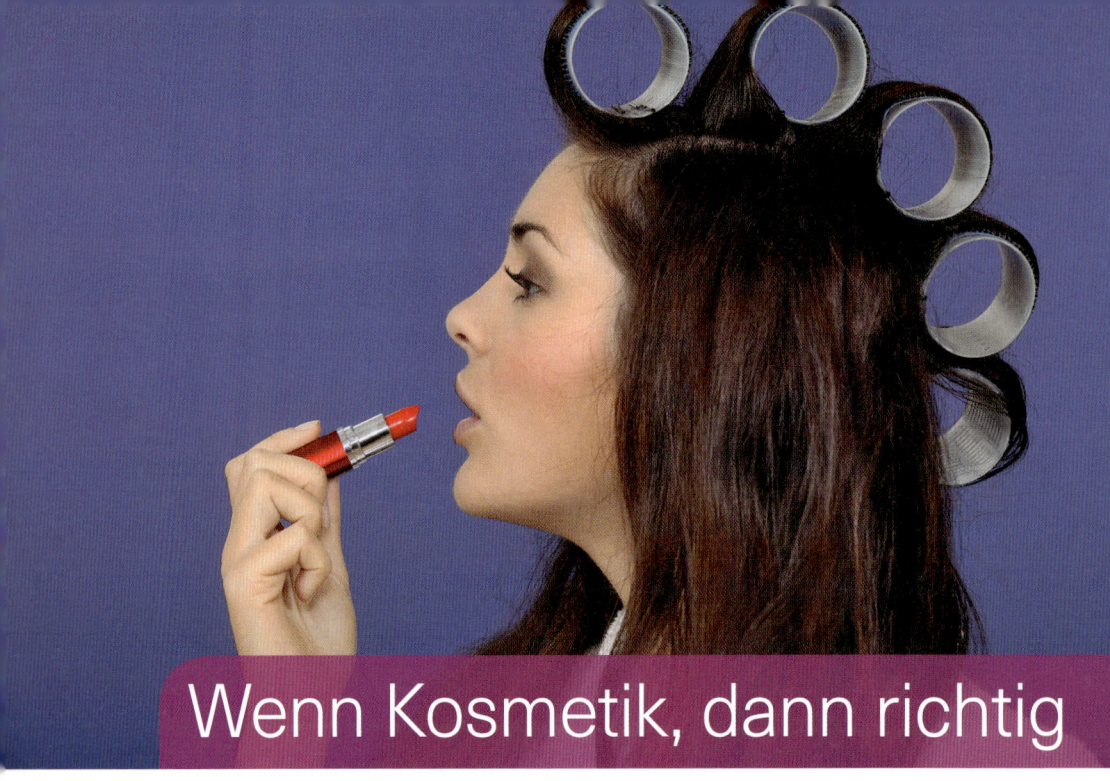

Wenn Kosmetik, dann richtig

Kosmetische Richtlinien

Durch die Gesetzgebung ist der Wirkungsbereich der Kosmetikindustrie klar vorgegeben. Die Kosmetik darf auf Haut, Haar und Nägeln Effekte erzeugen, malen, Düfte hervorrufen, reinigen, pflegen, nähren, aber niemals Heilungsversprechen abgeben! Heilen darf nur die Medizin.

Wird ein Produkt auf den europäischen Markt gebracht, werden alle Hersteller, vom kleinsten bis zum größten Produzenten gezwungen, die Produkte notifizieren zu lassen. Dabei müssen alle Rohstoffe in einem Produkt mit Mengenangaben in einer europäischen Datenbank erfasst werden. Berichte über Etikette, Sicherheitsbewertung, bakteriologische Tests müssen vollständig und zentral gemeldet werden. Die Idee dahinter: Würde man feststellen, dass ein Rohstoff schädlich ist, könnte man alle Hersteller mit dem jeweiligen Stoff kontaktieren und den weiteren Verkauf schnellstmöglich stoppen. Diese sehr aufwendige Einrichtung dient somit in erster Linie dem Wohl und Schutz des Konsumenten. Da die Registrierung äußerst aufwendig und kostspielig ist, gibt es nach wie vor Unternehmen, die ihre Produkte nicht registrieren lassen. Dies kann jahrelang gut gehen, doch wird dabei ein enormes Risiko eingegangen, da bei einer behördlichen Kontrolle das Unternehmen geschlossen werden kann.

Zusätzlich ist es gesetzlich vorgegeben, wie die Inhaltsstoffe auf einem Kosmetikprodukt deklariert werden müssen. Unter einem Inhaltsstoffbegriff (INCI-Begriff) können sich somit mehrere Arten von Rohstoffen verbergen, die unterschiedlich verarbeitet wurden. Als kleines Beispiel nehmen wir die Bezeichnung »Alcohol Denat«. Hier können Sie lesen, dass der Alkohol denaturiert wurde; mit welcher Vorgehensweise und welchen Rohstoffen können Sie aus dieser Deklaration leider nicht erkennen. So kann Alkohol auf zahlreiche synthetische oder pflanzliche Arten denaturiert werden. Würde ein Hersteller in seiner Kosmetik normalen Alkohol verwenden, wäre dieser Alkohol trinkbar, und er müsste Alkoholsteuer bezahlen. Es gibt viele Wege, einen gewünschten Rohstoff herzustellen, aber oft nur eine gesetzlich erlaubte Deklaration – hält man sich nicht an die rechtlichen Vorgaben, können, wie überall, Konsequenzen drohen.

Viele Konsumenten können das Kleingedruckte der INCI-Deklaration nicht lesen, und wenn,

Hier finden Sie Klarheit!

Mit diesem Link gelangen Sie zu einer der meist besuchten INCI-Check-Webseiten im deutschsprachigen Raum: www.codecheck.info. Diese Webseite vermittelt jede Menge Erklärungen zu den möglichen Inhaltsstoffen und eine herunterladbare App für Ihr Smartphone.

bräuchten sie einen Abschluss in Chemie und Phar-
makologie, um es annähernd zu verstehen. Im Internet gibt es mittlerweile viele Anbieter, die Ihnen helfen, die jeweiligen Inhaltsstoffe auf den Produkten
verständlicher zu machen. Da es sich bei den INCI um
einen genormten Überbegriff handelt und den Web-
seitenbetreibern keine genauen Angaben über Dosierung und Herstellung vorliegen, handelt es sich bei den
angezeigten Informationen lediglich um Richtwerte.

Was ist die »richtige« Kosmetik?

Um langfristig ein gesundes Hautmilieu zu erhalten, ist es ratsam, weitestgehend auf natürliche Pflegeprodukte zu setzen.

Die Kosmetik betreffend, gibt es unterschiedliche Phi-
losophien. Bei der künstlichen Pflege geht es darum,
einen professionellen Film um das Haar zu bilden,
damit die Haare perfekt gestylt sind, sexy aussehen,
besonders glänzen oder äußerst strapazierfähig sind –
wir uns also schlichtweg rundum gut fühlen. Diese
Idee finden wir auch in der Naturkosmetik-Industrie.
Anstatt mit synthetischen Stoffen arbeiten diese mit
natürlichen Hilfsmitteln, jedoch mit der gleichen An-
forderung an die Produkte: ein dünner Film, der am
Haar haften bleibt. Dieser Film jedoch ist natürlichen
Ursprungs und lässt sich mit Wasser und Shampoo
einfach entfernen, ist pflegend und aufbauend.
Werden täglich Produkte eingesetzt, die einen besonderen stylishen Effekt erzielen, kann es sein, dass wir
kaum erkennen, wie die Haare immer dünner und
schwächer werden. Die regelmäßige Anwendung von

überwiegend synthetischen Produkten kann die Mikrobiologie der Kopfhaut durcheinanderbringen und so wichtige Funktionen der Kopfhaut behindern.

Als kleines Beispiel gibt es Hersteller, die Shampoos anbieten für Menschen, die am Kopf stark schwitzen. Damit der Anwender nicht mehr über die Kopfhaut transpiriert, werden dabei unter anderem Aluminiumsalze eingesetzt. Bei Deos hat Aluminium mittlerweile einen schlechten Ruf und wird mit der Entstehung von Krebs in Zusammenhang gebracht. Die Kopfhaut hat eine wesentlich größere Fläche, und Aluminium hat auch da nichts zu suchen. Wir müssen uns zwischendurch fragen, ob mit dem jeweiligen Produkt ein Problem gelöst oder nur das Symptom behandelt wird – und mit welcher Vorgehensweise dieses Ziel erreicht werden soll.

Viele synthetisch geschaffene Rohstoffe können sich nicht nur am Haar anlagern, sondern auch auf der Kopfhaut. Die jeweiligen Stoffe könnten dadurch die Kopfhautporen verengen oder das Verschließen der Poren begünstigen. Wichtig ist, welcher Stoff auch immer auf die Haut kommt, er sollte die Arbeit des Körpers keineswegs behindern. Es geht nicht darum, vollständig auf Pflegemittel der synthetischen Industrie zu verzichten. Manche Styling-Effekte benötigen nun mal die raffiniert hergestellte Synthetik. Wir sollten nur darauf achten, unsere Kopfhaut nicht täglich mit künstlichen Stoffen zu belasten, da die Bakterien abgetötet werden, die einen wichtigen Auftrag auf der Kopfhaut zu erfüllen haben.

Eine weitere Philosophie ist die nährende Naturkosmetik. Durch gezielte Nährstoffversorgung wird unter anderem die Funktion der Kopfhaut, die des ständigen Regenerierens und Aufbauens, gewährleistet. Vitales, kräftiges Haar ist somit eine natürliche Folge der geeigneten Nährstoffversorgung.

Wichtig: Bewusst gewählte Naturnährstoff-Kosmetik sorgt für eine einwandfreie Zellkommunikation, einen ausgeglichenen Mikrokosmos und die Förderung biologisch wichtiger Prozesse auf der Kopfhaut.

Nährende Naturkosmetik ist eigentlich das, was die Kopfhaut täglich braucht, damit das Milieu stimmt und die Bakterien gute Arbeit leisten können.

Bei Pflegeprodukten mit der Aufgabe, die Kopfhaut effektiv und effizient zu pflegen und dadurch den Haarwuchs zu unterstützen, geht es weniger um einen einzelnen Wirkstoff als vielmehr um die Synergie aller beteiligten Rohstoffe. Der einzelne Wirkstoff, wie zum Beispiel Koffein, Brennnessel, Birke und wie sie auch alle heißen und auf einem Produkt hervorgehoben werden, sind toll, aber es spielt eine Rolle, wie sie hergestellt wurden, in welcher Dosierung und mit welcher Gesinnung – und wie diese Einzelstoffe im Zusammenspiel mit den anderen Rohstoffen wirken, die am Ende das fertige Produkt ergeben. Die Harmonie in einem Herstellerbetrieb, die gute Zusammenarbeit der Mitarbeiter, die Klarheit über die Aufgabe eines Produktes, sprich die gesamte Energetik, ist die Grundlage, welche schlussendlich zum gewünschten Ziel und Pflegeprodukt führt.

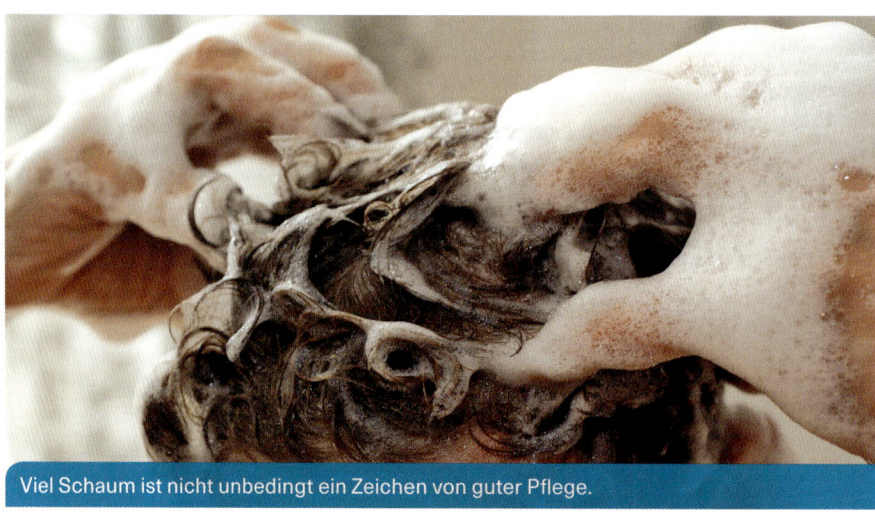

Viel Schaum ist nicht unbedingt ein Zeichen von guter Pflege.

Shampoos und ihre Inhaltsstoffe

Die Hauptaufgabe eines Haarshampoos ist es, schonend und effizient Fett von der Kopfhaut und den Haaren zu entfernen. Die Reinigung steht im Vordergrund. Es ist nicht das primäre Ziel eines Shampoos, die Kopfhaut und das Haar zu nähren oder einen gezielten Effekt zu erzeugen. Sauber soll die Kopfhaut werden, ohne sie zu belasten. Die in der Werbung hochgelobten, wunderbaren Wirkstoffe sind daher in vielen Shampoos meist nur in geringster Dosis vorhanden. In der INCI-Deklaration stehen diese Zutaten dann meist erst nach der Konservierung oder gar erst nach dem Parfüm. Shampoo besteht aus Wasser, waschaktiven Substanzen, Konservierungs- und Duftstoffen. Viele Konsumenten kaufen Haarshampoos, weil die Verpackung schön ist, weil der Preis annehmbar ist und weil es unglaublich gut riecht. Blumen und Bienen auf der Flasche bedeuten nicht automatisch, dass der Inhalt natürlich und umweltfreundlich ist, »hautneutral« sagt nichts über die Qualität der Tenside (waschaktive Substanzen) aus, und die Parfümierung ist in vielen Produkten synthetisch und im Vergleich zu natürlichen Duftstoffen sehr günstig. Wird ein Produkt billig angeboten, muss es zwingend extrem kostengünstig hergestellt sein. Wir dürfen uns ab und zu fragen: Wer bin ich, und was ist mir meine Haut wert?

- Die am meisten verwendete waschaktive Substanz ist Sodium-Laureth-Sulfat. Dieses Tensid ist äußerst günstig in der Herstellung und auch in den hochpreisigen Shampoos oft das am meisten verwendete Tensid. Natrium-Lauryl-Sulfat, Sodium-Lauryl-Sulfate und Sodium-Laureth-Sulfate sind für viele Menschen zu scharfe Reinigungsmittel und werden in fast allen Reinigungsprodukten als Schaumbildner eingesetzt. Unter anderem sind diese Tenside durch ihre radikale Reinigungswirkung auch in Auto-Reinigungsmaschinen und Garagenreinigern zu finden. Diese erwähnten Tenside erhöhen zudem auch die Hautdurchlässigkeit, und unter Dermatologen gelten sie als allergieauslösend. Ist die Kopfhaut gereizt, sind solche Haarshampoos mit den oben genannten Tensiden auf jeden Fall zu vermeiden, auch wenn der Duft noch so unwiderstehlich sein sollte.

Pflege für die Kleinen

Babyhaare brauchen kein Shampoo, da reichen eine weiche Bürste (Ziegenhaar) für die Haarpflege und ein warmer Waschlappen zum Entfernen von Essensresten oder Schmutz. Die Bürste testen Sie an den Fußsohlen, je breiter das Lächeln, umso geeigneter die Bürste. »Kindershampoos« werden danach bewertet, wie gut sich der sogenannte Milchschorf von der Kopfhaut damit ablösen lässt. Zwei Fingerspitzen erdölfreies Kopfhaut-Pflegeöl, auf Babys Kopfhaut sanft einmassiert, hilft auch gegen Beläge auf dem Kopf und ist viel angenehmer für Mutter und Kind. Ab dem ersten Geburtstag kann jedes milde Kopfhautshampoo verwendet werden, das nicht speziell für gefärbte Haare, für Strähnen, für Fülle, gegen trockene oder gegen fette Haare und gegen Schuppen helfen soll.

- **Shampoos für chemisch geglättete, gefärbte, gesträhnte oder blondierte Haare** enthalten meist Silikon, Acrylate oder sonstige Kunststoffzusätze, um die geschädigten Haare mit einer Schutzschicht zu versehen. Leider versiegeln diese Zusätze oft die Kopfhaut, die Haut wehrt sich dann mit Rötungen und Schuppenbildung. Zusätzlich sind diese Shampoos mit chemischen Lichtschutzfiltern versehen, damit die Haarfarbe nicht ausbleicht.

- **Volumenshampoos für feine Haare** enthalten entweder die oben genannten Zusätze oder rauen die Oberfläche der Haare auf, um mehr Fülle vorzutäuschen.
- **Shampoos gegen trockene Haare und trockene Kopfhaut** enthalten oft viel Glyzerin, das sich an der Kopfhaut und den Haaren anlagert. Glyzerin ist ein guter Feuchtigkeitsregulator, doch nur in einer bestimmten Dosierung. Wie überall kommt es auch hier auf die richtige Menge an.
- **Konventionelle Shampoos gegen fette Haare** enthalten meistens zu aggressive waschaktive Substanzen für die empfindliche Kopfhaut. Je öfter eine gereizte Kopfhaut mit ungünstigen Stoffen in Kontakt kommt, umso schneller produzieren die Talgdrüsen Fett, um die Mikroflora der Kopfhaut und den Säureschutzmantel der Hautoberfläche wiederherzustellen. Die Waschintervalle werden dann immer kürzer und die Kopfhaut immer gereizter. Einige Inhaltsstoffe in Anti-Fett-Shampoos können auch den Talg in den Kopfhautporen hart machen, dies kann in der Folge Kopfhautjucken und kleine Talgknötchen an der Kopfhaut verursachen.
- **Anti-Schuppen-Shampoos** haben zumeist einen Wirkstoff, der die Zellteilung hemmt, oder Zinkverbindungen, die nur so lange helfen, wie dieses Shampoo verwendet wird. Es gibt auch Anti-Schuppen-Shampoos auf dem Markt, bei denen Silikon dazu verhilft, die Schuppen mit der Kopfhaut zusammenzukleben.

Wie auch immer vorgegangen wird, um ein kosmetisches Anliegen zu lösen, die Produktauswahl ist entscheidend: Legen Sie Wert auf Natürlichkeit. Sind die Rohstoffe milder, dauert es eventuell etwas länger, bis sich Erfolg einstellt. Deshalb können keine Empfehlungen über das »beste« Shampoo abgegeben werden. Jede Kopfhaut und jedes Haar ist anders. Kaufen Sie bei Unsicherheiten am besten die kleinsten Einheiten, und testen Sie sie. Achten Sie auf Shampoos, die speziell für die Kopfhaut konzipiert sind.

- Wenn die Kopfhaut eine halbe Stunde nach dem Waschen ganz feine Schüppchen rieseln lässt, dann waren die Tenside im Shampoo zu aggressiv. Nehmen Sie weniger Shampoo, oder verdünnen Sie das Shampoo mit mehr Wasser in einem Applikator und verteilen Sie es gleichmäßiger auf der gesamten Kopfhaut.
- Wenn beim Föhnen der Haare noch immer Fettgeruch vorhanden ist, dann hat das Shampoo zu wenig Möglichkeiten gehabt, das Fett von den Haaren zu lösen. Vielleicht wurde die Kopfhaut zu wenig massiert? Das Shampoo nicht überall gleichmäßig verteilt? Wasser und Raumtemperatur waren zu kalt? Oder die Waschtenside wurden zu schwach gewählt, und das Fett wurde nicht gelöst? Ein Shampoo braucht unbedingt einen Fettlöser; Personen, die die Kopfhaut nur mit Salzwasser oder Tees reinigen, haben oft viel alten Belag auf der Haut.
- Wenn Sie ein bis zwei Tage nach dem Haarewaschen eine fette, juckende oder auch schuppige Kopfhaut haben, dann sollten Sie Ihre Kopfhaut VOR der Kopfwäsche ausgiebig mit einer Paddelbürste massieren.

Bei der Dosierung von Shampoo verwenden Sie bitte die geringste Menge, bei der das Shampoo gerade noch Schaum entwickelt.

Am besten, Sie kaufen das Shampoo bei Ihrem Friseur, er kennt Ihre Kopfhaut und kann das Shampoo gleich verwenden, das Sie kaufen möchten. Wie effizient ein Shampoo reinigt und wie Ihre Kopfhaut darauf reagiert, kann mit der Kopfhautkamera beim Haarwuchs-Spezialisten überprüft werden.

Die richtige Wäsche

- Machen Sie den Kopf und die Haare mit Wasser richtig gut nass.
- Bei kurzen Haaren können Sie wenig Shampoo (Größe einer 10-Cent-Münze) in die Handflächen geben und es mit den Fingerspitzen vom Haaransatz an der Stirn und vom Nacken in die Haare streichen. Mit den Händen die Kopfhaut gut durchmassieren. Bei längeren und gefärbten Haaren die Kopfhaut mit leicht kreisenden Bewegungen massieren und das Haar nur mit den Händen durchstreifen, damit die Haarstruktur nicht geschädigt wird.
- Lassen Sie das Shampoo etwa ein bis zwei Minuten einwirken, um Fettablagerungen etwas zu lösen, bevor Sie die Kopfhaut und die Haare mit Wasser wieder gründlich spülen. Oft reicht ein Waschgang aus. Wenn es beim ersten Mal nicht schäumt, Haare kurz abschwemmen und noch einmal mit genauso wenig Shampoo wie vorher waschen. Üblicherweise schäumt das Shampoo nun intensiver, da das Fett auf Kopfhaut und Haar beim ersten Waschgang teilweise bereits gebunden wurde.
- Bei langen Haaren können Sie vom Shampoo maximal fünf Milliliter in einem Applikator mit rund 30 bis 60 Milliliter Wasser verdünnen. Zuerst die Mischung auf der gesamten Kopfhaut auftragen und mit gespreizten Fingern wie ein Rechen leicht massierend verteilen und die Kopfhaut gründlich waschen. Für die Haarlängen streichen Sie das Shampoo, also den entstandenen Schaum, schön sanft in die Haarlängen. Spülen Sie danach mit Wasser das Shampoo gründlich wieder aus.
- Lassen Sie sich Zeit zum Haarewaschen, lieber einmal gründlich waschen als jeden Tag nur halb. Immer wieder stelle ich fest, dass viele den Hinterkopf nicht sauber genug waschen und sich nur auf den vorderen oberen Bereich des Kopfes konzentrieren. Mit der Kamera sieht man dann beim Oberkopf nach der Haarwäsche komplette Sauberkeit, und der Hinterkopf ist weiterhin mit vielen dunkelgelben Talgpunkten

belegt. Wenn Sie stark im Nacken schwitzen und Ihre Haare schnell fett werden, hilft es, mit nach vorne gesenktem Kopf die Haare zu waschen und zu spülen.

- Nach dem Waschgang achten Sie immer darauf, das Shampoo gründlich auszuwaschen. Alles, was an Rückständen von emulgiertem Fett, Staub, Stylingprodukten und Shampoo auf dem Haar war, sollte nach dem Waschen nicht mehr vorhanden sein.

Passende Haarpflegeprodukte

Es gibt Haarkuren, Pflegespülungen und Leave-in-Produkte. Die erste Frage ist: Was fehlt meinen Haaren? Trockenen Haaren mangelt es prinzipiell an Fett oder Feuchtigkeit – oder an beidem.

Blonden, **feinen Haaren** fehlt meistens Feuchtigkeit, die Kopfhaut produziert das Fett meist ausreichend oder zu viel. Der Haaransatz ist fett, die Spitzen schlaff und spröde. Die Kopfhaut nur mit verdünntem Shampoo zu waschen und nachher eine Sprühkur in die Längen zu geben, kann helfen. Vor dem Waschen die Kopfhaut mit einer Bürste einige Minuten lang massieren. Alles Fett, das Sie dabei aus den Poren auf die Längen der Haare verteilen, schützt Ihre Haare vor dem Austrocknen. Die Bürste bei jeder Kopfwäsche mitwaschen, sonst haben Sie sofort wieder einen Fettfilm auf den Haaren.

Die Bürste regelmäßig mit Schmierseife oder Shampoo waschen, damit stets das frische Fett von der Kopfhaut ins Haar gepflegt wird und nicht altes, abgestandenes Fett auf der Bürste die Haare verschmutzt.

Dunklen, dicken, trockenen Haaren fehlt am meisten Fett. Wenn dann noch Naturlocken dazukommen, ist jeden Morgen Bad-Hair-Day. Öl vor der Haarwäsche dünn auf die Kopfhaut auftragen, eine Stunde einwirken lassen und erst dann die Haare waschen. Dieses Vorgehen beruhigt die Kopfhaut, die meist auch zu wenig Fett produziert. Die Steigerung wären ayurvedische Kräutermasken oder Kräuter-Öl-Masken, verdünnt mit biologischem Eidotter und ein wenig biologischem Zitronensaft, diese Mischung kann nach der Haarwäsche auf den Kopf aufgetragen werden. Mit Plastikfolie abdecken und nach einer halben Stunde ausschwemmen.

Rote Haare verlieren schnell Feuchtigkeit, da reicht schon Haarspray und Gel, um die Längen auszutrocknen. Saure Spülungen und Leave-in-Produkte sind die beste Wahl. Statt Haargel ein wenig mehr von einem silikon- und acrylatfreien Leave-in-Produkt mit starkem Halt verwenden, meistens steht auf der Verpackung: »für feine Haare«.

Chemisch veränderte Haare brauchen Feuchtigkeit, Fett und Proteine (Keratin). Die Zusammenstellung der optimalen Pflege überlassen Sie am besten dem Friseur Ihres Vertrauens. Er weiß, welche chemischen Strapazen Ihr Haar überlebt hat, und er hat Erfahrung.

Haarkur

Eine Haarkur baut chemisch geschädigte Haare wieder auf. Durch Oxidations-Haarfarben, Blondierungen, Tönungen, Dauerwellen und Haarglättungen wird die Oberfläche der Haare aufgerissen und muss bei jeder Haarwäsche wieder aufgebaut werden. Proteine und Füllstoffe werden in der Haarstruktur angelagert, um Schäden durch chemische Behandlungen wieder auszubessern. Anschließend kann ein Leave-in-Produkt die Oberfläche der Haare versiegeln und für Glanz sorgen. Leave-in-Produkte sollten nur in den Haarlängen (zehn Zentimeter ab Haaransatz) verwendet werden, da sonst die Haare nachfetten und die Kopfhaut auf diese Produkte mit Schuppenbildung reagiert.

Pflegespülung

Eine Pflegespülung, auch als Conditioner bezeichnet, soll die Haare nähren und die Schuppenschicht der Haare wieder flach anliegen lassen, damit sie schön glänzen und gesund aussehen. Durch die Spülung wird die Kämmbarkeit deutlich verbessert, und die statische Aufladung der Haare wird eingeschränkt. Pflegespülungen sind oft im sehr sauren pH-Bereich von 3 bis 4 angesiedelt, da sich dadurch die Schuppenschicht der Haare schneller schließt und die Haare wieder glänzen.

Wird eher ein saures Produkt verwendet, sollte dieser Conditioner nicht auf die Kopfhaut gelangen, da die Haut ein zu saures Milieu nicht mag. Allerdings gibt es auch raffinierte, milde pH-neutrale Pflegespülungen. Diese können auch auf die Kopfhaut und pflegen und nähren die Haut mit.

Je nach Nährstoffaufbau der Spülung können Sie die gewünschten Effekte steuern. Wünschen Sie mehr Volumen, dann tragen Sie den Conditioner mit den Händen massierend und leicht knetend auf die Haare auf und waschen die Spülung sofort wieder aus. Möchten Sie, dass die Haare schwerer fallen, tragen Sie die Spülung wie oben beschrieben auf, und lassen Sie die Pflegeemulsion ein bis zwei Minuten einwirken. Spielen Sie mit dem Zeitfaktor, und finden Sie für sich die ideale Einwirkzeit heraus.

Bei feinen und dünnen Haaren tragen Sie den Conditioner auf die nassen, noch nicht gewaschenen Längen der Haare auf und waschen die Kopfhaut mit

Wenn Sie die Haare mit Essigwasser oder kaltem Wasser abspülen, können Sie den Glanz der Haare zusätzlich verstärken (zum Beispiel einen Esslöffel Apfelessig mit einem Becher Wasser mischen).

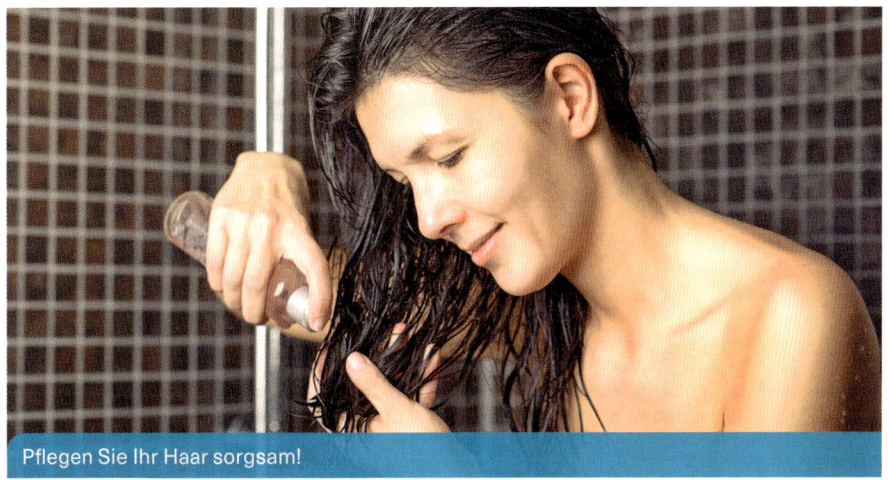
Pflegen Sie Ihr Haar sorgsam!

verdünntem Shampoo wie oben beschrieben. Die Pflegespülung verhindert, dass die Tenside im Shampoo die Proteine aus den Längen der Haare waschen. Mit den Händen anschließend durch die Haare streifen und alles zusammen gut ausspülen, damit sie sofort wieder das gewünschte Volumen erhalten.

Anstatt die Pflege in die Haare einzumassieren, können Sie die Pflege auch mit einer Stiftbürste (Tangle Teezer etc.) in die nassen Haare einbürsten. Verwenden Sie jedoch nie eine Wildschweinbürste, um die Haare im nassen Zustand zu entwirren. Sie überdehnen nur die Haare und machen sie struppig. Natur-

haarbürsten sind nur für das Bürsten im Trockenzustand geeignet.

Leave-in-Produkte

Leave-in ist ein Pflegeprodukt, um das Haar zu entwirren, die Kämmbarkeit zu verbessern, die statische Aufladung der Haare zu optimieren – und, das ist besonders wichtig in der heutigen Zeit: Es muss nicht ausgespült werden und schenkt somit Zeit. Einfach in die Längen der Haare sprühen, durchkämmen oder in das Haar kneten: fertig.

Bei all den Pflegeprodukten, die auf die Haare aufgetragen werden, spielt es eine Rolle, wie stark ein Haar chemisch verändert wurde.

So benötigen Naturhaare weniger Pflegestoffe. Hier muss etwas experimentiert werden, um für sich die individuelle Menge und Einwirkzeit zu finden. Bedenken Sie, dass ein Produkt, welches eine neue Silikonschicht auf das Haar aufträgt, langfristig nicht das Richtige sein kann. Wenn Sie Probleme mit der Haarqualität haben, brauchen Sie Produkte, die die Haarwurzeln mit neuer Kraft wieder intensiv aufbauen. Bei allen Produkten mit sofortigem Kurzzeiteffekt (mithilfe reiner Synthetik) muss darauf geachtet werden, dass die Stoffe nicht auf die Kopfhaut gelangen.

Sonst zerstören Sie die Mikroflora der Haut, verengen oder verschließen die Poren der Kopfhaut, und als Langzeitfolge werden die Haut immer schuppiger und die Haare immer dünner.

Zum Schutz gibt es auch spezielle Haarfarbe-Kämme, zum Beispiel von www.oppilomed.at, die verhindern, dass störende Substanzen auf die Kopfhaut gelangen.

Haarwasser oder Haartonic

Auf dem Markt gibt es viele Produkte. Meistens sind es Pflanzenextrakte wie Birke, Brennnessel, Schachtelhalm oder Rosmarin – in Alkohol gelöst. Sie hinterlassen ein erfrischendes Gefühl auf der Kopfhaut und sind in der heißen Jahreszeit eine Wohltat.

Wir benötigen aber auch Nährstoffe für die Kopfhaut, und in der heutigen anspruchsvollen Zeit noch mehr denn je. Das, was wir essen, und die Nahrungsergänzungsmittel, die wir einnehmen, gelangen aber nur bis zu unseren Haaren, wenn die Durchblutung der Kopfhaut intakt ist. Wenn die Kopfhaut die gleiche Farbe hat wie Ihre Handflächen, ist die Durchblutung optimal, und die Haarwurzeln werden gut versorgt. Die meisten Menschen haben eine kalkweiße Kopfhaut, von Durchblutung ist an der Hautoberfläche nichts zu sehen. Die Haare werden nur noch aufs Dürftigste versorgt, und dementsprechend wird der Haarwuchs mit zunehmendem Alter immer kümmerlicher.

Am schnell wachsenden Markt gibt es dann jede Menge an Ergänzungsmitteln für den Haarwuchs, Kieselerde, Hirse, Kalzium, Biotin und Ähnliches. Wie aber soll ein Konsument wissen, was seinen Haaren fehlt? Also beginnt er zuerst einmal mit Kieselerde, anscheinend hilft es, aber nach einiger Zeit ist der Effekt vorbei. Bei Biotin das Gleiche, bei den nächsten Kapseln auch. Haare haben die am schnellsten wachsenden Zellen im Körper, und diese brauchen jede Menge Vitamine, Mineralstoffe und Spurenelemente – und das täglich. Wenn man von 100.000 Haaren auf einem Kopf ausgeht, wachsen Haare jeden Tag zusammengerechnet 30 Meter. Völlig gleichgültig, ob wir Stress haben, Mahlzeiten auslassen, abends noch mit Freunden ausgehen, zu wenig schlafen, zu wenig Wasser trinken oder aus Zeitmangel unseren Magen mit Junkfood versorgen.

Soll die Kopfhaut aktiv unterstützt werden, gehören täglich nährstoffreiche Kräuterkomplexe auf die Kopfhaut. Idealerweise wird die Kopfhaut zuerst gebürstet, wie es in diesem Buch noch beschrieben wird (→ Seite 131 ff.), und danach wird der Nährstoffkomplex auf der gesamten Kopfhaut verteilt. An Problemzonen kann ruhig etwas mehr davon aufgetragen werden. Bei kahlen Stellen sollte besonders an den Rändern, wo noch Haare vorhanden sind, mehr Haartonic aufgetragen werden. Weil im unbehaarten Bereich die Kopfhautporen verstopft sind, kann die Haut die pflegenden Nährstoffe nicht optimal aufnehmen. An den Stellen, wo noch Haare sind, können die Pflegesubstanzen sich ideal entfalten. Bewusst für den Aufbau entwickelte Kopfhaut- und Haarpflegeprodukte sollten nicht fetten, die Kopfhaut nicht austrocknen und die Haare wie gewohnt gut frisierbar machen.

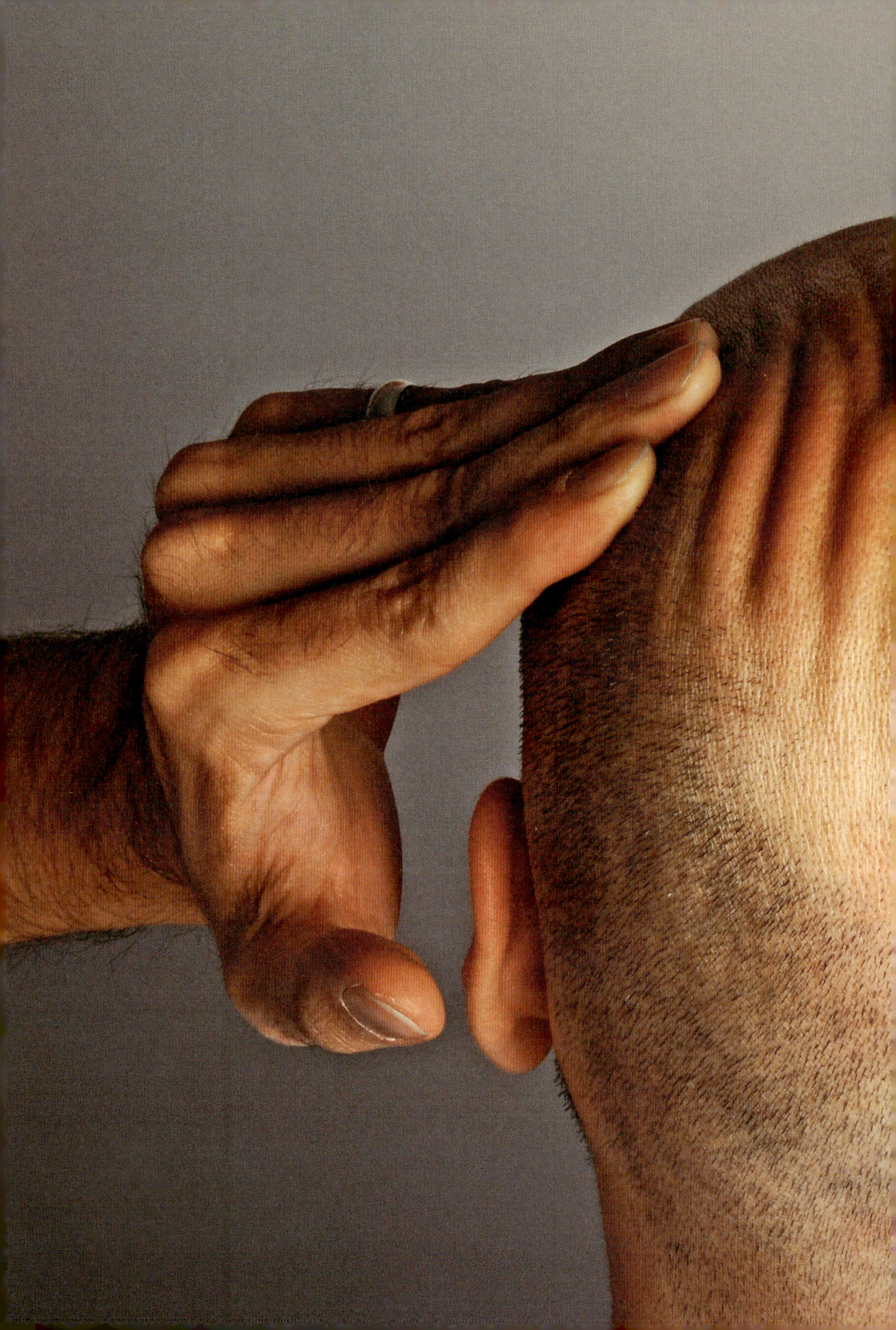

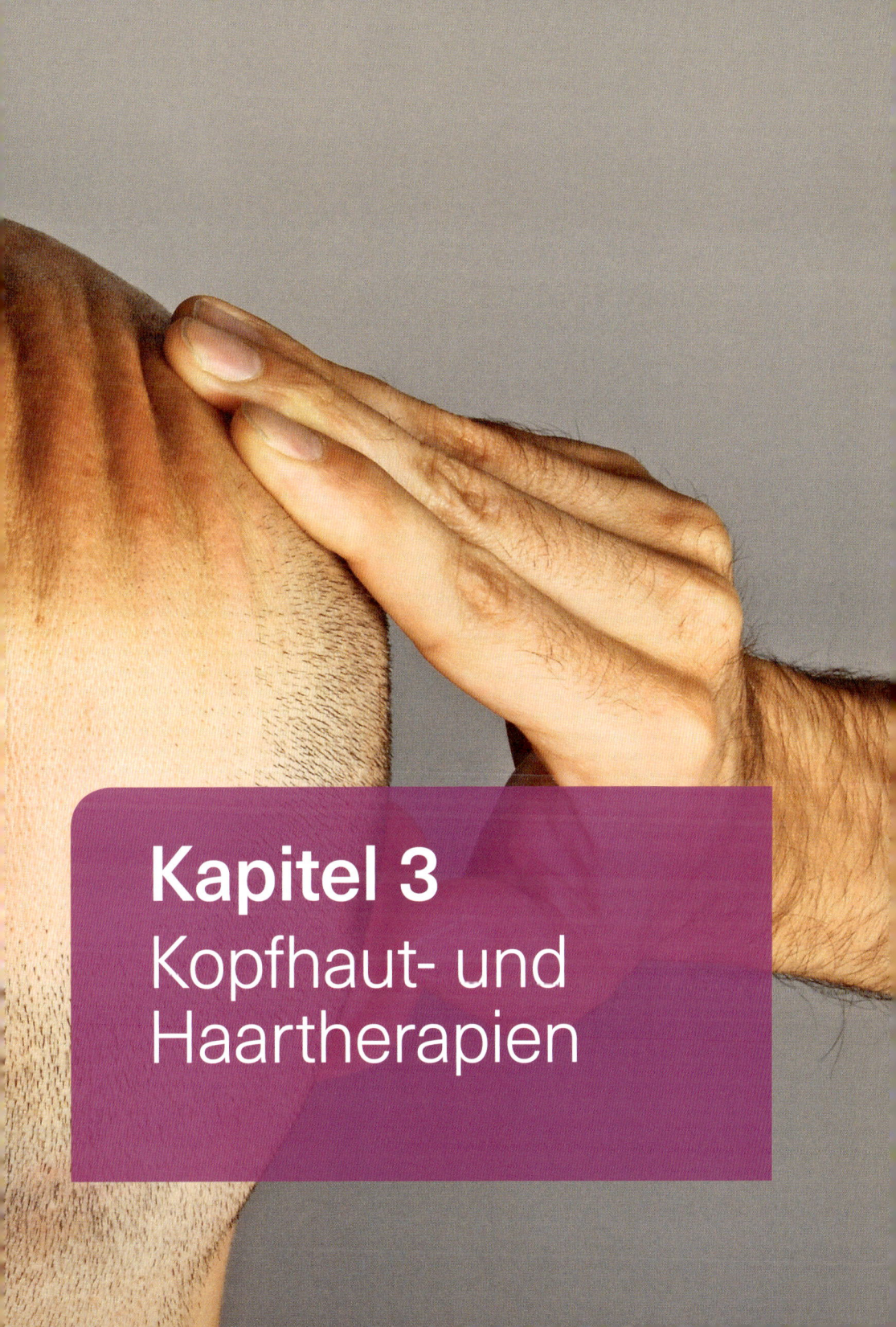

Kapitel 3
Kopfhaut- und Haartherapien

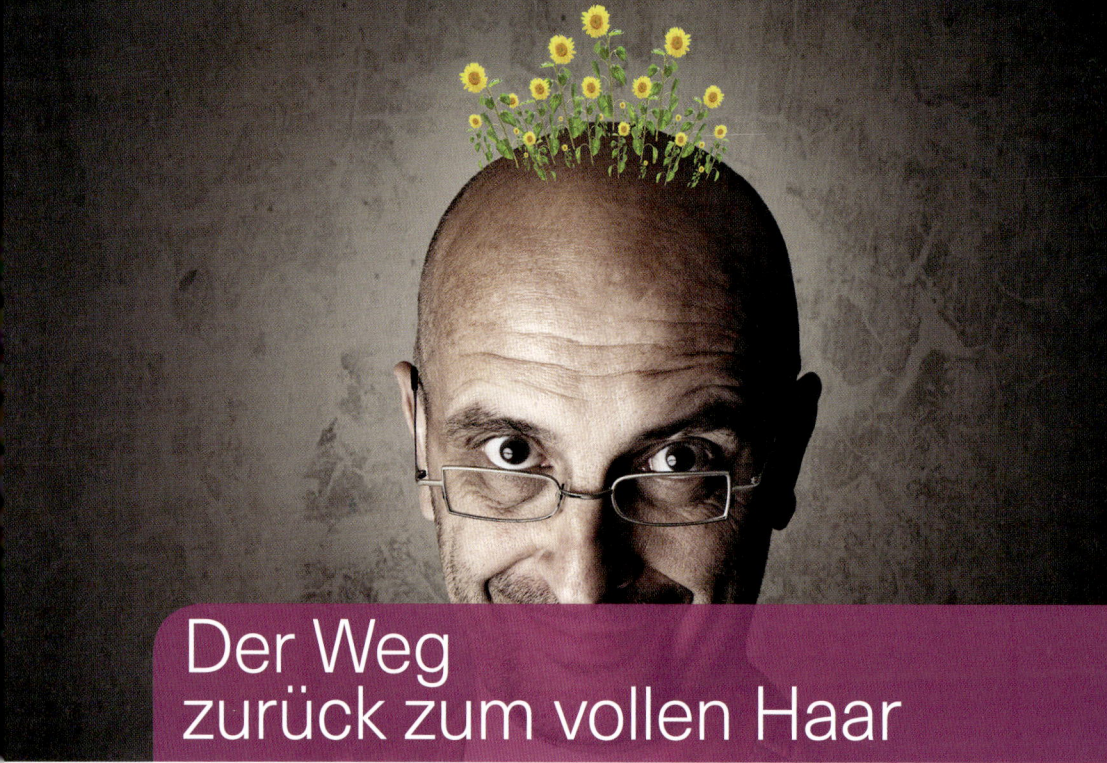

Der Weg zurück zum vollen Haar

Verschiedene Wege führen zum gleichen Ziel, so ist es auch bei der Haartherapie: Es gibt jede Menge Ansätze, Haarausfall mehr oder weniger Erfolg versprechend zu begegnen. Ich stelle sie Ihnen auf den folgenden Seiten vor.

Sie leiden an einem Haarproblem? Die Frage, die Sie dem jeweiligen Lösungsanbieter immer stellen dürfen, ist: Wie sehen Sie meine Haarsituation mit Ihrer Lösung in zehn Jahren, und was raten Sie mir für den langfristigen Haarerhalt?

Haartransplantation

Eine beliebte, schnelle und kostspielige Form von Haarproblemlösungen bei Männern und Frauen ist die Eigenhaar-Transplantation. Am Hinterkopf werden in der Regel Haarfollikel entnommen und anschließend im gewünschten Kopfbodenbereich wieder eingesetzt. Während einer Behandlung von vier Stunden bis zu zwei Tagen können rund 2000 bis 5000 Haare entnommen und wieder eingesetzt werden. Je nach Klinik verbleiben am Hinterkopf kaum sichtbare bis sehr stark ausgeprägte Narben. Nach rund drei Monaten beginnen die neu eingesetzten Haarfollikel wieder damit, ein Haar zu bilden. Bis die Kopfhaut sich nach dem Eingriff wieder komplett beruhigt hat, können sechs bis zwölf Monate vergehen.

Bei der Haartransplantation sollte der zukünftige Haarverlust mitberücksichtigt werden, was renommierte Klinken auch im Vorfeld ansprechen. Ansonsten läuft man Gefahr, dass bestehende Haare weiter ausfallen und nur die transplantierten Haare zurückbleiben. Dies kann oft für Menschen, die eine Transplantation vor zehn Jahren durchführen ließen, psychisch wesentlich belastender sein. Wie eine solche Situation aussehen kann, zeigt das Bild unten.

Das Gute ist, die Haarfollikel können auch bei Menschen, die vor Jahren Haare transplantiert bekommen haben, wieder aktiviert werden – bei viel Geduld und richtiger Kopfhautpflege. Hat sich jemand für eine

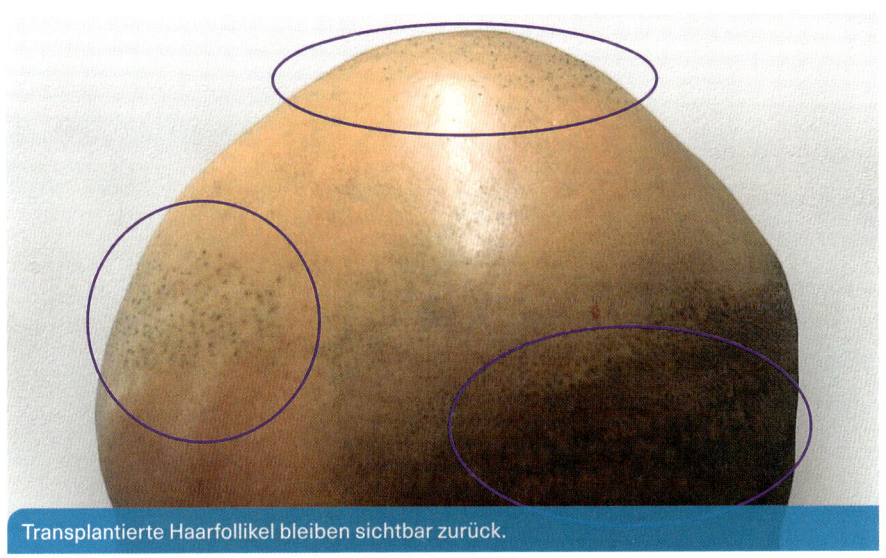

Transplantierte Haarfollikel bleiben sichtbar zurück.

Transplantation entschieden, empfehle ich, damit die neuen Haare schneller sichtbar sind, bereits drei Monate nach der Transplantation die Kopfhaut aktiv zu pflegen und ihr natürliche Nährstoffe zuzuführen. Die bestehenden wie auch die neuen Haare werden gestärkt, und die Haare, die verkümmert sind, können durch die richtige Pflege wieder regeneriert werden. Sie beginnen ebenfalls wieder zu wachsen.

Kunsthaar-Implantation

Wurden einst Kunsthaare implantiert, ist dies kein Grund, die eigenen Haare nicht mehr wachsen zu lassen. Die richtige nährstoffreiche Pflege bringt die Haarpapillen wieder zur Haarproduktion.

Kunsthaare werden teilweise als eine sichere, ungefährliche und strapazierfähige Alternative zur Eigenhaar-Transplantation beworben. Künstliche Haare aus Kunststoffen wie Polybutylenterephthalat (PBT) werden durch den Arzt mit einem dafür geeigneten Gerät in die kahlen Stellen der Kopfhaut implantiert. Eine professionelle Verdichtung benötigt mehrere Sitzungen während bis zu drei Wochen. Im idealen Fall werden bis zu 800 Haare pro Stunde implantiert. Der farblose Kunststoff wird mit anorganischen Farbpigmenten ummantelt, sodass die künstlichen Haare nicht altern oder verbleichen können. Es stehen diverse Farbtöne zur Verfügung – von Weiß und Grau bis zu Schwarz, Blond, Braun etc. Die Farbtöne können gemischt werden, damit ein natürliches Erscheinungsbild entsteht. Kunststoffhaare sind biegsam und reißfest, zudem können sie Temperaturen von über 160 °C standhalten. Durch einen kleinen Knoten am

Ende des Kunsthaares, auch Wurzelschlaufe genannt, wird für die notwendige Verankerung in der Kopfhaut gesorgt. Da Kunststoffhaare nicht nachwachsen können, wird von zu kräftigem Frottieren der Haare oder Bürsten abgeraten.

Das Risiko besteht darin, dass der Körper die Kunsthaar-Implantate als Fremdkörper erkennt und die künstlichen Haare abstoßen will. In der Folge können Allergien, Kopfhautjucken, Narben, Infektionen und Entzündungen auftreten. Durch das Auftragen von Silberpartikeln auf die künstlichen Haare soll die dadurch erreichte antibakterielle Wirkung das Risiko von sogenannten »unerwünschten Nebenwirkungen« reduzieren.

Hier sehen Sie Bilder von einer Kundin, die vor wenigen Jahren in einer renommierten Klinik Kunststoffhaare implantiert bekam. Rund um die künstlichen Haare sind Vereiterungen zu sehen. Bei den braunen Flecken in der Kopfhaut gehe ich davon aus, dass es sich um ein Ablösen der Farbpigmente der Kunststoffhaare handelt. Schön zu sehen

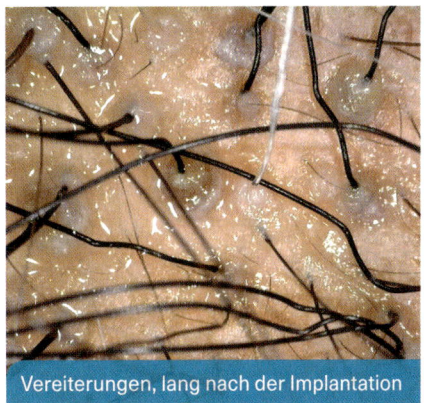

Vereiterungen, lang nach der Implantation

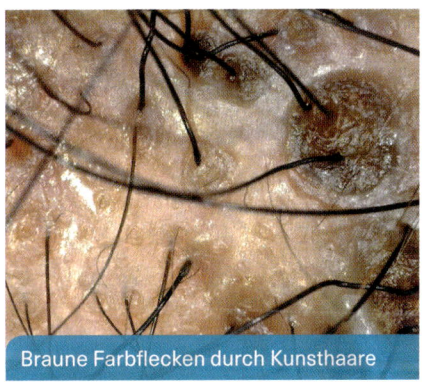

Braune Farbflecken durch Kunsthaare

sind die eigenen dünnen Haare zwischen den künstlichen Haaren. Diese eigenen Haare können wieder gezielt gestärkt werden – bei geeigneter Kopfhautpflege. Wird die Kopfhaut richtig gepflegt, damit sich die eigenen Haarpapillen regenerieren, um wieder kräftige Haare zu bilden, müssen die Kunststoffhaare wohl wieder ausfallen.

PRP-Eigenbluttherapie

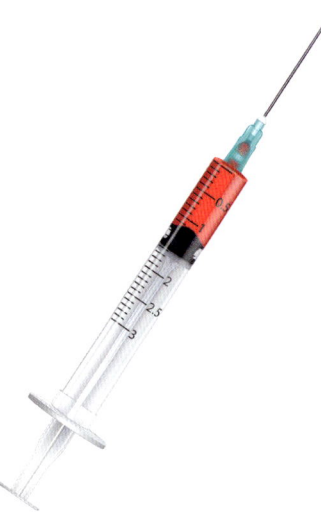

Im Vorfeld der PRP-Eigenblutbehandlung wird der betroffenen Person das eigene Blut in einer geeigneten Menge abgenommen. Anschließend wird das Blut zentrifugiert und filtriert (Plasmapherese), bis das notwendige thrombozytenreiche Blutplättchenkonzentrat PRP zur Haarwurzelbehandlung zur Verfügung steht. Das auf diese Art gewonnene gelbliche Blutplasmakonzentrat, das sämtliche biologischen Bausteine sowie Wachstumsfaktoren enthält, wird direkt in die von Haarausfall betroffenen Kopfhautregionen injiziert. Um optimale Ergebnisse zu erhalten, sollte diese Therapie vier- bis sechsmal, im Abstand von wenigen Wochen, wiederholt werden.

Oft werden begleitende Maßnahmen eingesetzt, wie Nadelroller, um die Kopfhaut anzuregen, oder Vitamin- und Spurenelement-Komplexe oder Minoxidil-Präparate.

Es dauert rund drei Monate, bis sich Erfolge zeigen. Sollte ein sichtbares Ergebnis ausbleiben, wird in der Regel nach dem dritten Versuch abgebrochen. Bei guten Ergebnissen wird empfohlen, die Therapie einmal jährlich zu wiederholen. Die Vorstellung ist schön: Schnell eine Spritze injizieren lassen, und alles ist wieder in bester Ordnung. Nur, so einfach ist es nicht. Wenn wir nicht beginnen, den Körper beziehungsweise die Kopfhaut in ihren Prozessen sinnvoll zu unterstützen, werden die Erfolge nicht nur kostspielig, sondern auch von kurzer Dauer sein.

Haarwuchs mit Minoxidil

Verschiedene Präparate beinhalten den Inhaltsstoff Minoxidil. Als Lösung zum Auftragen auf die Kopfhaut wirkt dieser Stoff als Blutverdünner, der die Blutgefäße erweitert, damit eventuell mehr Nährstoffe an der Haarmatrix (Wuchszentrum der Haare) abgelagert werden können:

- insofern diese Nährstoffe (Mineralien, Spurenelemente, Aminosäuren) im Blut vorhanden sind,
- wenn die Durchblutung nicht zu einem stillstehenden Sumpf wird und
- die chemischen Rückstände der Arzneimittellösung nicht das Gewebe verkleben.

Weiter werden die natürlichen Ausscheidungsprozesse über die Kopfhaut gehemmt. Vereinzelte Kunden haben uns auch mitgeteilt, dass sie während der Zeit der Minoxidil-Anwendung ebenfalls unter psychischen Störungen gelitten haben. Der Grund dafür ist möglicherweise, dass diese Wirkstoffe ins Blutsystem gelangen und somit zu den anderen Organen. Leiden die Organe, leidet die Psyche.

Durch das Absetzen von Minoxidil-Produkten beginnt die Kopfhaut zu heilen, und die Blutgefäße werden wieder in die natürliche Form sowie Position gebracht.

Beim abrupten Absetzen von Minoxidil kommt es zu verstärktem Haarausfall, wie in jedem Beipacktext nachzulesen ist. Nach einigen Monaten ohne Arzneimittel auf der Kopfhaut geht der Effekt der weit gestellten Blutgefäße wieder zurück. Was zurückbleibt, sind die chemischen Rückstände der Trägersubstanzen, Ethanol trocknet die Haut und die Haare aus, Propylenglykol kann Hautreizungen hervorrufen. In der Industrie wird Propylenglykol als Kühlmittel, Weichmacher, Enteisungsmittel sowie als wasserentziehendes Mittel bei Bremsflüssigkeiten und bei der Erzeugung von Polyesterharz verwendet.

Je nach Anwendungsdauer und Dosierung (die Lösungen gibt es von fünf bis 20 Milligramm pro Milliliter oder von zwei- bis zu fünfprozentiger Lösung) geht der Regenerierungsprozess schneller oder eben langsamer. Es ist leider nicht so, dass die Wirkstoffe sofort aus dem Körper geschafft werden, wenn diese medizinischen Produkte abgesetzt werden. Nebenwirkungen können noch Jahre später auftreten.

Sämtliche Produkte mit Minoxidil sollten ein Leben lang verwendet werden, damit kein erneuter Haarverlust in Kauf genommen werden muss. Ein Absetzen der Präparate sollte nur kontrolliert und begleitend durchgeführt werden. Durch eine gezielte Vorgehensweise kann die aktuelle Haarpracht gestärkt werden, und ein möglicher Haarverlust wird stark eingeschränkt.

Haarverdichtung durch Streuhaare

Streuhaare werden gerne eingesetzt, um sämtliche problematischen Haardichte-Zonen optisch zu verschönern. Es handelt sich hier um eine schnelle und

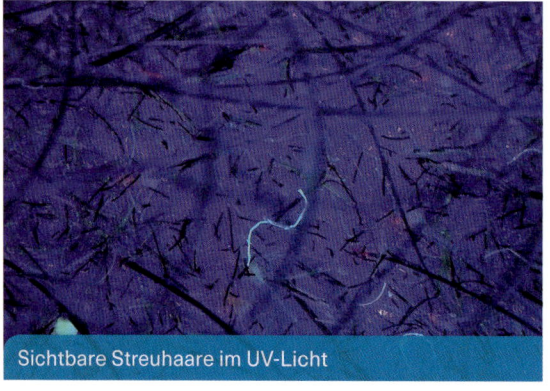

Sichtbare Streuhaare im UV-Licht

kostengünstige Symptombehandlung. Die Anwendung ist einfach und kann zu Hause vor dem Spiegel allein durchgeführt werden. Hat die betroffene Person die Frisur gerichtet, werden die künstlichen Haare aus der Dose durch leichtes Klopfen auf das Haar und die Kopfhaut gebracht. Anschließend müssen durch ein Fixierspray die künstlich aufgebrachten Haare angeklebt werden, damit sie an der gewünschten Position bleiben.

Streuhaare werden bei jeglichen Haarausfall-Problemen eingesetzt, aber auch nach Haartransplantationen, um den Haaransatz zu verschönern oder Narben zu verstecken. Im Handel werden diverse Farben angeboten, damit jede betroffene Person für sich die richtige Haarfarbe findet. Streuhaare werden aus unterschiedlichen Materialien hergestellt, von Baumwolle über Kunststoff bis hin zu Keratin-Fasern. Sollen die eigenen Haare wieder zum Wachsen gebracht werden, dürfen Streuhaare nicht täglich angewendet werden, da je nach Material die aufgebrachten Nährstoffkomplexe von den Streuhaaren aufgesogen werden.

Auf dem Bild (→ Seite 122) sehen Sie die Kopfhaut einer Person, die seit zwei Wochen keine Streuhaare aufgebracht und seither viermal die Haare gewaschen hat. Im UV-Licht sind die Streuhaare deutlich zu sehen, welche immer noch auf der Kopfhaut kleben und sich anscheinend nur langsam durch Shampoos wieder rauswaschen lassen.

Kopfhautpigmentierung

Mit an die Haarfarbe angepassten Farbpigmenten soll durch Tätowieren die Haardichte optisch verbessert werden. Sämtliche Techniken im Pigmentierungsbereich sind ähnlich: Mit winzigsten Farbpunkten wird künstlerisch ein simuliertes Haar auf die Problemzone pigmentiert.

Nach rund zwei bis fünf Jahren muss neu pigmentiert werden, um die Farbstärke aufzufrischen.

Will man langfristig die Haarsituation effektiv verbessern, sollten wir beginnen, richtig und planvoll vorzugehen und nicht ständig durch Kaschieren und Verstecken das Problem zu verschlimmbessern. Viele Betroffene sind später doch nicht glücklich, und schneller wachsen die Haare auch in den reiferen Jahren nicht nach.

Haarteile und Perücken

Eine Vielzahl von Kunsthaar- und Echthaar-Perücken sowie Haarteile verhelfen dazu, eine ungewollte Haarsituation zu kaschieren. Eine tolle Möglichkeit, um sich schnell wohler zu fühlen. Das Problem zeigt sich erst dann, wenn der Wunsch entstanden ist, dass die eigenen Haare wieder nachwachsen sollen, und das Hilfsteil auf die Kopfhaut geklebt oder in die noch vorhandenen Haare fix eingeklipst wurde. Nur noch eine Fachperson kann das Haarteil abnehmen. Ein Haarteil, welches nur alle paar Wochen zum Waschen entfernt wird, ist ein Problem für die aktive und regenerierende Pflege der Kopfhaut. Will ein Betroffener seine Haare zurückbekommen, benötigt er ein Haarteil, welches jederzeit abgenommen werden kann. Nur so ist der Weg offen, um die eigenen Haare wieder zum Wachstum anzuregen.

Wachsen die neuen Haare, muss das Haarteil möglicherweise öfters angepasst werden.

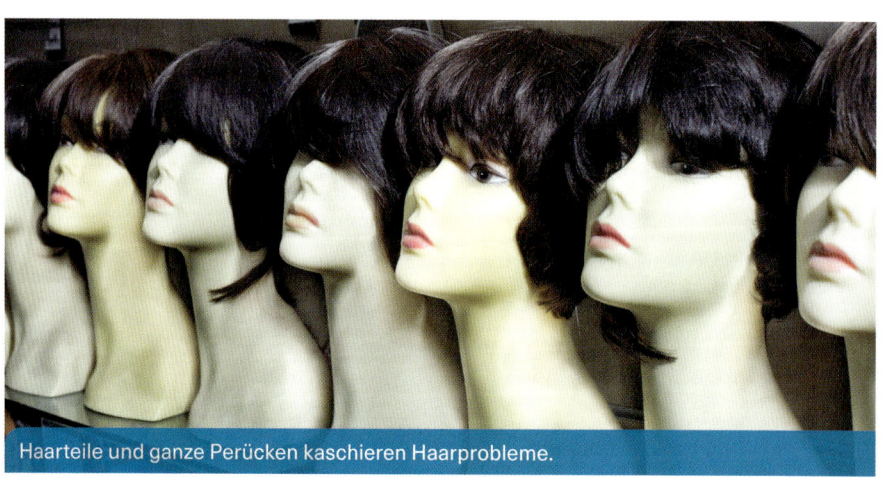

Haarteile und ganze Perücken kaschieren Haarprobleme.

Die gesunde Kopfhaut

Sehen wir uns eine gesunde Kopfhaut im Bild an. Die Haut am Kopf hat dieselbe Farbe wie Ihre Handinnenfläche. Sie ist somit matt und kann dennoch durch das Kameralicht leicht glänzend wirken. Die Haut ist frei von künstlichen Ablagerungen und Hautschuppen, auch gestaute Blutgefäße sind nicht zu sehen.

Ist der ideale Kopfhautboden vorhanden, sind auch die Voraussetzungen für den optimalen Haarzustand gegeben. Dieser zeigt sich wiederum in dem Bild von drei Haaren in einer Reihe in gleichmäßiger Haarstärke. Die neuen Haare, die nachkommen, haben somit ständig dieselbe Haardicke wie die vorhergehenden.

Beginnen wir, die Kopfhaut korrekt zu pflegen, kann dieses Urbild der Haare wieder zurückerlangt werden. Dies bedeutet: Ist eine Person zufrieden mit dem Haarzustand – die Haarfülle und die Haarstärke betreffend –, doch diese Dreierreihen sind erst vereinzelt sichtbar, wird sich durch eine optimale Pflege das

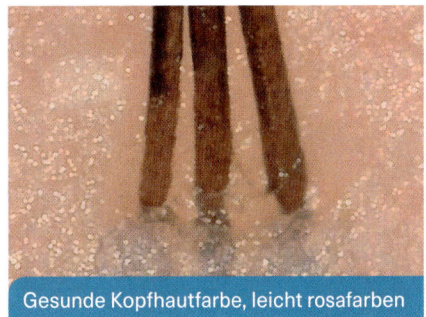

Gesunde Kopfhautfarbe, leicht rosafarben

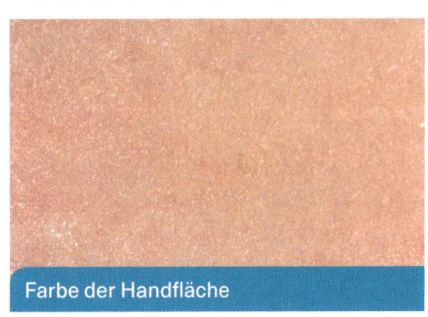

Farbe der Handfläche

Urbild dieser Dreierreihen immer mehr und mehr bilden lassen. Oft bemerkt man die ständige, schleichende Verbesserung gar nicht mehr, weil man über die Situation schon sehr glücklich ist. Die Kopfhaut regeneriert sich aber ständig weiter, und es können bis zu sechs Jahre vergehen, bis sie wieder verstärkt mit Dreierreihen besiedelt ist. Unser Körper ist wie ein Stehaufmännchen konzipiert: ständiger Aufbau und ständige Regenerierung, wenn die Bedingungen stimmen.

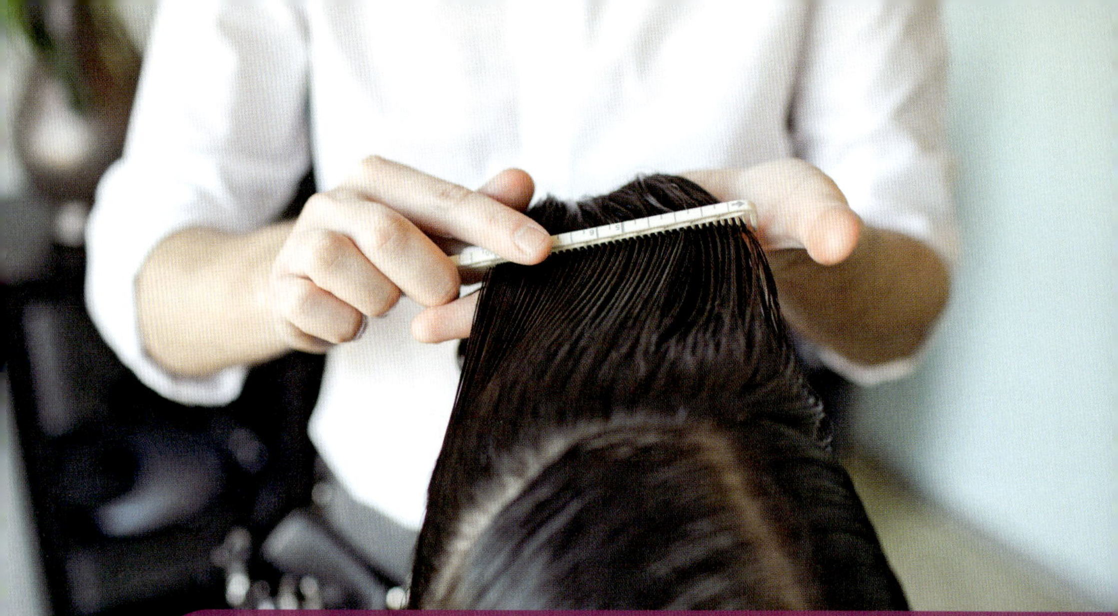

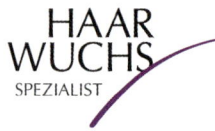

Die Arbeit des Netzwerks Haarwuchs-Spezialist

Durch die Gründung des Netzwerks »Haarwuchs-Spezialist« ist es mir gelungen, international Menschen zusammenzuführen, die ein echtes Bedürfnis verspüren, ihren Mitmenschen, die an Haarproblemen leiden, zu helfen.

Aus meinen positiven Erfahrungen von 2009 bis 2012 entwickelte ich ein Kopfhaut- und Haarpflegekonzept, das ich unter dem Namen »Haarwuchs-Spezialist« zusammenfasse. Die Theorie, die dem zugrunde liegt, will ich näher erläutern.

Wer sind Haarwuchs-Spezialisten?

Als ich 2013 die ersten Friseure für mein Konzept gewinnen wollte, wurde ich belächelt und manchmal sehr aggressiv aus dem Friseursalon »gebeten«. Eine äußerst schwierige Zeit für mich. Die Friseure waren durch ihre negativen Erfahrungen mit Haarwuchsmitteln der Vergangenheit geprägt worden und nicht bereit, in dieser Sache ein Risiko einzugehen. Das Schicksal wollte es, dass ich trotz allem immer wieder Friseure gefunden habe, die sich Zeit nahmen, um mir zuzuhören. 95 Prozent dieser Friseure haben sich zu Haarwuchs-Spezialisten ausbilden lassen.

Im Frühjahr 2016, nach rund drei Jahren Aufbauphase, darf ich ein Netzwerk von über 250 Haarwuchs-Spezialisten nennen, in sieben Ländern wie Schweiz, Deutschland, Österreich, Liechtenstein, Slowakei, Italien oder dem Oman. Monatlich kommen mehr Friseure dazu und lassen sich von mir oder meinem Team ausbilden. Das Netzwerk wächst durch die Erfahrungen der Kunden, die von ihren Erkenntnissen berichten.

Wie gestaltet sich die Therapie?

Ein Haarwuchs-Spezialist begleitet Menschen während einer Haarboden-Regenerierung. Wichtig war mir Folgendes: Wenn die betroffen Kunden nach rund eineinhalb Jahren Begleitung zufrieden waren, dürfen keine Abhängigkeiten durch Produkte entstanden sein. Natürlich können aus Freude immer die gleichen, nährstoffreichen Pflegeprodukte verwendet werden, doch die Menschen sollen auch nach einer intensiven Pflegezeit wieder frei entscheiden dürfen, welche Pflege sie verwenden möchten. Mein Gedanke für die Zukunft der Betroffenen: Schau, dass du deiner Kopfhaut Gutes tust. Viele Produkte auf dem Markt sind für die Haare gemacht, aber nicht für die Kopfhaut. Aber ein Produkt muss auch die Kopfhaut richtig pflegen. Was für die Kopfhaut gut ist, ist oftmals für die Haare auch geeignet. Dem »Acker auf dem Kopf« muss genügend Beachtung geschenkt werden, damit die Pflanzen schön wachsen können.

Haarwuchs-Spezialisten sorgen für die natürliche Haarverdichtung und Reaktivierung der eigenen Haarpapillen. Ihre Fachgebiete sind:

- Natürliche Haarverdichtung durch Aktivierung der eigenen Haarwurzeln

- Verbesserung der Haarstruktur
- Genetisch bedingter Haarverlust oder Glatze
- Geheimratsecken
- Haarkranz
- Kreisrunder Haarausfall
- Totaler Haarverlust
- Dünner werdendes oder schütteres Haar
- Diffuser Haarausfall auf der gesamten Kopfhaut
- Haarausfall durch Medikamente sowie Chemo- oder Strahlentherapie
- Haarausfall während der Wechseljahre
- Haarausfall während oder nach Schwangerschaften
- Haarbruch und Spliss
- Schuppen
- Trockene Kopfhaut
- Fettiges Haar
- Brüchige, dünne und kurze Wimpern
- Unregelmäßige, dünne oder schlecht wachsende Augenbrauen
- Unregelmäßiger und spärlicher Bartwuchs

Wichtig:

Möchten Sie eine persönliche Beratung und Ihre Kopfhaut professionell von Haarwuchs-Spezialisten analysieren lassen? Schauen Sie im Internet unter dem Stichwort »Haarwuchs-Spezialist« nach, und finden Sie den Spezialisten heraus, der in der Nähe Ihres Wohnortes arbeitet.

Wie erwähnt, kann auch Menschen geholfen werden, die zum Beispiel die Haare verpflanzt oder transplantiert haben, damit die Haarfollikel, die neben den eingepflanzten Haaren sitzen, wieder reaktiviert werden. Wir haben etliche Kunden, die ihre Haare verpflanzt bekommen haben, und heute wachsen auch die ursprünglichen Haare wieder. Wird die Kopfhaut nicht richtig gepflegt, fallen die Haare weiter aus, besonders die, die vor der Verpflanzung noch da waren.

Ganz entscheidend: die Kopfhautanalyse

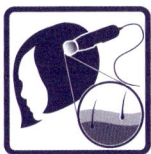 Ein Haarwuchs-Spezialist wird immer zuerst eine Kopfhaut-analyse mit einer speziellen Kopfhautkamera durchführen. Es ist wichtig, die Ist-Situation genau zu kennen und zu verstehen, deshalb sollte ein Kunde den Haarwuchs-Spezialisten aufsuchen. Ein Haarwuchs-Spezialist wird keine Produktempfehlungen am Telefon abgeben. Untersucht wird die Kopfhaut mit 50- und 200-facher Vergrößerung. Rund 40 Bilder der Kopfhaut zeigen deutlich, welche Gründe zum Zustand der Haare geführt haben. Durch die Analyse mit der Kopfhautkamera wird erkannt

- wie gut die Haarwurzeln genährt werden,
- wie viele Haare in der Wachstumsphase sind,
- welche Konsistenz das Fett auf der Kopfhaut hat,
- wie viele abgestorbene Haare vorhanden sind,
- welche Haardicke die neu wachsenden Haare haben,
- ob jede Kopfhautpore mit einem Haar besetzt ist etc.

Geduld bringt Ihre Haare zurück

Alles benötigt Zeit, und damit tun wir uns heute schwer. Alles muss schnell gehen. Zur Erinnerung: Der Darm benötigt acht Jahre, bis er fertig besiedelt ist. Zehn bis fünfzehn Jahre dauert es, bis die Terminal-Haare, das ist die Haarqualität, die uns ein Leben lang begleiten sollte, erreicht sind. Der Körper braucht seine Zeit, und es kommt immer darauf an, von welchem Zustand die Regenerierung der Haarsituation gestartet wird. Die ersten neuen jungen Haare sind in der Regel nach zwölf Wochen Begleitung sichtbar, eine Kur dauert rund eineinhalb bis zwei Jahre – je nach Voraussetzung.

Das Nonplusultra: optimale Kopfhaut- und Haarpflege

- Die optimale Kopfhaut- und Haarpflege umfasst hauptsächlich das tägliche Kopfhautbürsten (→ Seite 131 ff.).

Arbeiten wir auf eine
Kopfhautregeneration
hin, ist es definitiv
von Vorteil, auf die
tägliche Haarwäsche
zu verzichten.

- Viele waschen die Haare täglich, doch dadurch wird die Fettproduktion angeregt, was zu fettigen Haaren und den damit verbundenen Nebenwirkungen, wie verstopften Poren, dünnem Haar etc. führt. Auch das tägliche Waschen mit bloßem Wasser ist nicht geeignet und sollte vermieden werden. Die Haare täglich mit Wasser etwas anzufeuchten, ist kein Problem. In vereinzelten asiatischen Gebieten werden auf die Kopfhaut ab der Kindheit täglich Kräutertinkturen aufgetragen. Werden der Kopfhaut täglich spezielle nährstoffreiche, fermentierte Kräuterkomplexe zugeführt, ist es schade um die wertvollen Kräuter, wenn sie durch häufiges Haarewaschen ständig entfernt werden. Es ist besser, nur noch jeden zweiten Tag oder zweimal die Woche die Kopfhaut und das Haar zu waschen – der beste Fall wäre einmal die Woche.

- Verwenden Sie natürliches Shampoo für die Kopfhaut und alle zehn Tage etwas Sesam-, Argan- oder Kokosöl – in hoher Qualität – für maximal drei Stunden Einwirkzeit! Oder nützen Sie speziell entwickelte Haar- und Kopfhautöle für eine vitale Kopfhaut und schönes Haar. Zusätzlich sollte – bevor wir Pflegeprodukte anwenden – die Kopfhaut immer gebürstet werden.

- Sobald Sie an einem Haarproblem leiden, achten Sie auf Pflegeprodukte, die natürlichen Ursprungs sind. Auch synthetische Haargels oder Haarsprays sind während dieser Zeit nicht unbedingt empfehlenswert.

- Achten Sie darauf, beim Trocknen mit dem Föhn mit wenig Hitze zu arbeiten. Die schonendste Variante ist die Lufttrocknung.
- Zu viel Sonne kann die Haare spröde machen und glanzlos erscheinen lassen. Deshalb verwenden Sie nach dem Sonnenbad für die Kopfhaut und das Haar ein geeignetes hochwertiges Pflegeöl. Als Sonnenschutz empfehle ich, einen Hut zu tragen, der Ihnen gut steht und Ihnen Freude macht.
- Achten Sie darauf, dass bei der Herstellung Ihrer Pflegeprodukte gezielt auf ein breites, nährstoffreiches Spektrum geachtet wurde. Denken Sie daran: Es geht nicht um einen einzelnen Nährstoff einer bestimmten Pflanze, es geht mehr um das gesamte Nährstoffspektrum, das ein Produkt bietet. Zum Beispiel mit fermentierten Kräuter- und Pilzkomplexen, bei denen bereits Mikroorganismen am Werk waren und so helfen, die Kopfhaut sowie das Haar ausreichend zu nähren. Die ständige körpereigene Kopfhautregulation wird dabei positiv unterstützt. Durch bewusste Pflege ist das Wachstum der neuen Haare nur eine natürliche Folge, die bei jedem Menschen unterschiedlich lange dauert.
- Soll die Kopfhaut intensiv regeneriert werden, sind nährende Pflegeprodukte äußerst wichtig. Eine Beratung beim Haarwuchs-Spezialisten mit Kopfhautanalyse schafft Klarheit und bietet in der Regel eine individuell angepasste Lösung.

Das Bürsten der Kopfhaut

Bürsten Sie jeden Tag Ihre Kopfhaut. Ich empfehle, wie in den Abbildungen (→ Seite 132) dargestellt vorzugehen. Benutzen Sie zum Bürsten eine geeignete Wildschweinborsten-Bürste oder abwechslungsweise eine Wildschweinborsten- oder Paddelbürste bzw. Stiftbürste. Bereits Kinder sollten wie Zähneputzen lernen, die Kopfhaut zu bürsten.

1. Bürsten Sie für eine Minute vom Nacken nach vorne zur Stirn. Indem wir von hinten nach vorne

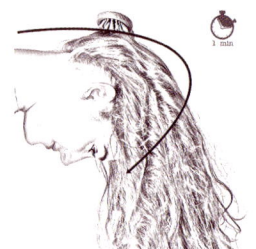

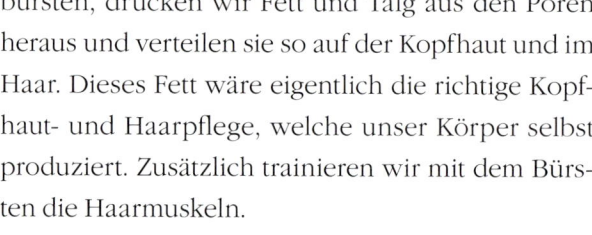

bürsten, drücken wir Fett und Talg aus den Poren heraus und verteilen sie so auf der Kopfhaut und im Haar. Dieses Fett wäre eigentlich die richtige Kopfhaut- und Haarpflege, welche unser Körper selbst produziert. Zusätzlich trainieren wir mit dem Bürsten die Haarmuskeln.

2. Anschließend bürsten wir von der rechten Schläfe bis zum linken Ohrläppchen – für eine halbe Minute –, dann eine halbe Minute von der linken Schläfe bis zum rechten Ohrläppchen und eine Minute von der Stirn nach hinten in den Nacken. Sie können diese Kopfhautpflege auch länger oder mehrmals pro Tag durchführen.

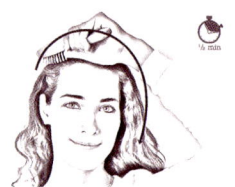

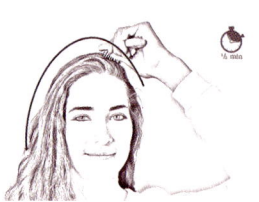

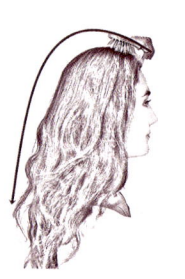

Mein Tipp für unsere Kunden: Bürsten Sie jeden Tag drei Minuten – und dies ein Leben lang. Unser Körper drückt jeden Tag ein Gramm Talg aus der Kopfhaut raus, und das sollte sich nicht festsetzen. Sonst kann dieser Talg oxidieren und in den Poren der Kopfhaut verhärten. Deshalb ist es wichtig, die Kopfhaut jeden Tag zu bewegen. Sie unterstützen dadurch die Lymphe und das Durchblutungssystem. Viele berichten über die Wohltat, die das Kopfhautbürsten für sie darstellt. Nie hätten sie dies für möglich gehalten.

So wächst Baby-Haar

Wachsen bei Babys die Haare nicht, reicht es oft schon aus, mit einer Ziegenhaar-Bürste den Kopf täglich sanft zu bürsten, und die Haare werden durch die Stimulation zu sprießen beginnen.

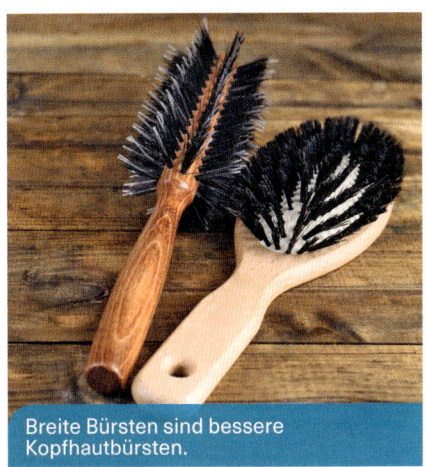
Breite Bürsten sind bessere Kopfhautbürsten.

Reinigung der Bürste

Die Bürste sollte mindestens einmal in der Woche mit Shampoo oder Schmierseife gereinigt werden. Das Fett, das von der Kopfhaut an den Borsten oder an den Stiften klebt, oxidiert mit Sauerstoff und altert. Wird altes Fett auf die Kopfhaut aufgetragen, fettet die Kopfhaut ebenfalls verstärkt. Ziel ist, immer neues Fett abzutragen und auf die Kopfhaut und ins Haar einzupflegen.

Sollten Sie keinen Spaß am Haarebürsten empfinden, so verwenden Sie wahrscheinlich keine geeignete Haarbürste für sich. Lassen Sie sich bei einem Haarwuchs-Spezialisten beraten.

Die Kopfhautmassage

Der Haarwuchs-Spezialist, also die ausgebildeten Fachkräfte, arbeiten mit einer ayurvedischen Kopfhautmassage, die mehr eine Stimulation von Meridian- und Akupressur-Punkten ist. Idealerweise besucht ein Kunde einmal in der Woche während zwölf Wochen den Haarwuchs-Spezialisten, um die Massage zu erhalten. Diese Vorgehensweise ist wichtig, um die Kopfhaut optimal auf den neuen Haarwuchs, das Ziel der ganzen Behandlung, vorzubereiten.

Durch die Massage werden Verklebungen in den Faszien (→ Seite 22 f.) gelöst und der Fluss der Durchblutung und Lymphe angeregt.

Der Körper kann nur in der Ruhe entspannen und dann regenerieren. Sind wir im Stress, findet der Körper keine Zeit – und für die Haare und deren Aufbau schon gar nicht. Deshalb sind diese Kopfhautmassagen äußerst wichtig. Umso entspannter die Behandlung stattfinden kann, umso wirkungsvoller und schneller ist die Regenerierung von Kopfhaut und Haar.

ONCOHAIRCARE

ONCOHAIRCARE

Mit dem Netzwerk des Haarwuchs-Spezialisten wird Pionierarbeit geleistet in der Begleitung von Menschen während onkologischer Behandlungen sowie nach Operationen, vor und während Chemo- oder Bestrahlungstherapien und Antihormontherapien.

In Zusammenarbeit mit einem deutschen Krebszentrum begleiten wir Krebspatienten, die eine Chemotherapie erhalten, wo der 100-prozentige Haarausfall inklusive Augenbrauen, Wimpern und Nasenhaaren zu erwarten ist. Gezielt dokumentieren und beobachten wir in einer umfangreichen Studie den Verlauf der Auswirkungen der Chemotherapie auf Kopfhaut und Haare. Die gewonnenen Erkenntnisse durch die proaktive Kopfhaut- und Haarpflege sorgen für einen Teilerhalt der Kopfhaare, Haarwachstum sowie Neuwachstum der Haare bereits während der Chemotherapie.

In Zusammenarbeit mit der Frauenklinik Fürth, unter der Leitung von Chefarzt Professor Dr. med. Hanf, dokumentieren und beobachten wir in der APOSTO-Studie gezielt den Verlauf der Auswirkungen einer Chemotherapie auf Kopfhaut und Haar.

Das Erkennungszeichen ONCOHAIRCARE stützt sich auf die Solidaritätszeichen der Schlaufe (Brustkrebs) und des MOVEMBER-Schnurrbarts (Prostata-Krebs). Das für uns neu geschaffene Symbol zeigt unser Mitgefühl für alle Menschen, die unter Krebs leiden, und will klarmachen, dass wir sie mit Kompetenz und Achtung begleiten.

Mit ONCOHAIRCARE werden Menschen während äußerst belastender Zeiten unterstützt. Das schenkt Ruhe, Sicherheit, innere Stärke und Vertrauen in die Zukunft. Die aktive Begleitung und Betreuung eines

Haarwuchs-Spezialisten während dieser Zeit wird von Kunden und von der Ärzteseite sehr geschätzt und geht weit über den Erhalt der Haare hinaus.

Wofür die Organisation steht

Ein ausgebildeter ONCOHAIRCARE-Haarwuchs-Spezialist bietet professionelle Unterstützung bei

- **einer bevorstehenden Chemo- oder Strahlentherapie.**
  Idealerweise wird der Haarwuchs-Spezialist zwei bis drei Wochen vor der Therapie oder am besten direkt nach Diagnosestellung aufgesucht.
- **bereits eingesetztem Haarverlust durch Chemo- oder Bestrahlungstherapie.**
  Durch die Begleitung sorgen wir für ein rascheres Haarwachstum und beugen Haarproblemen, die oft Jahre später auftreten könnten, vor.
- **fehlendem Haarwachstum nach der Chemo- oder Bestrahlungstherapie.**
  In bis zu fünf Prozent der Fälle wachsen die Haare nach einer Chemo- oder Strahlentherapie auch nach Jahren nicht mehr nach. Der Haarwuchs-Spezialist sorgt für die Reaktivierung der Haarfollikel.
- **anfangs kräftigem Haarwuchs – nach der Chemotherapie – und zwei bis drei Jahre später dünnem, schwachem Haar.**

Viele Menschen erleben direkt nach der Chemotherapie einen kräftigen Haarwuchs, wenige Jahre später sind die Haare aber wieder dünn, schwach und manchmal auch schon wieder ausgefallen. Dies kann durch die korrekte Kopfhautpflege wieder korrigiert werden.

Die Begleitung durch einen Haarwuchs-Spezialisten bringt unschätzbare Vorteile. Einen Menschen an seiner Seite zu wissen, der versteht, wie man sich in den schwierigen Phasen des Lebens fühlt und einen motiviert sowie anleitet, verhilft eindeutig zu schnellerem, kräftigerem Haarwachstum.

ONCOHAIRCARE hat sich zu einer Initiative entwickelt, an der sich immer mehr Organisationen beteiligen.

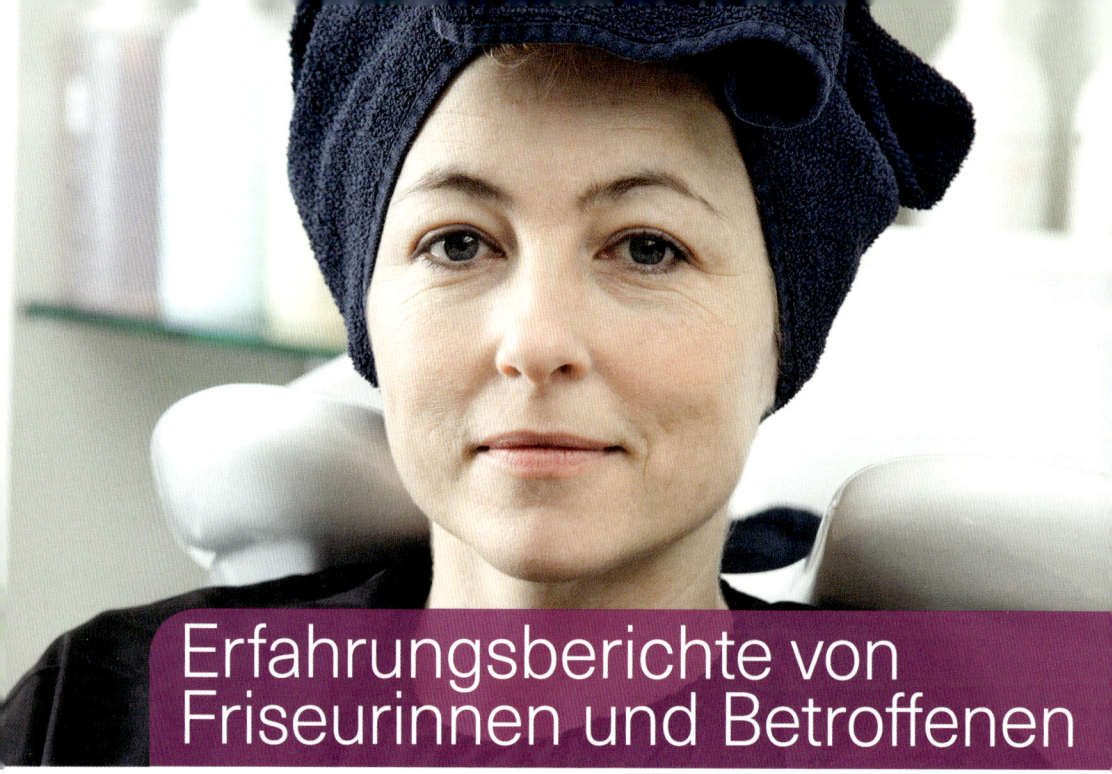

Erfahrungsberichte von Friseurinnen und Betroffenen

Haarwuchs-Spezialistin
Cornelia Fuchs, Deutschland

Die positiven Ergebnisse und die Zufriedenheit meiner Kunden bestätigen mich, auf dem richtigen Weg zu sein.

Seit 2009 bin ich Naturfriseurin. Zwischenzeitlich habe ich immer wieder Weiterbildungen gemacht, die mich in meinem Tun und Handeln rund um Kopfhaut und Haare bereicherten. Dabei hat sich einiges an Wissen angesammelt, welches ich durch intensive Beratungen, Anwendung von Naturprodukten, Pflanzenfarben und bestimmten Techniken (Bürstenmassage) an meine Kunden weitergebe.

Im Februar 2015 wurde mein Interesse an einer erneuten Wissenserweiterung geweckt. Ich habe von einer Schweizer Firma erfahren, die Produkte entwickelt hat, bei deren Anwendung die Haare wieder nachwachsen können, und ich spreche hier wohlgemerkt von Glatzen, Geheimratsecken, kreisrundem Haarausfall etc.! Ein Haarwuchsmittel auf natürlicher Basis, mit ayurvedischer Rezeptur und leichter Handhabe in der Anwendung – wo war der Haken? Nach den ersten Gesprächen mit Frau Mally, der Netzwerkleiterin in Deutschland, war ich infiziert. Neugierig, wissensdurstig aber auch mit einer ordentlichen Portion Skepsis ließ ich mich Anfang Mai zur Haarwuchs-Spezialistin ausbilden. Bis dato habe ich es nicht bereut. Viele wichtige und sogar für mich, als durchaus gut geschulte Naturfriseurin, neue Informationen über Haare, aber vor allem über die Kopfhaut bekam ich zu hören. Alles in sich war schlüssig, nachvollziehbar und wurde auch durch Dokumentationen belegt. Ein ebenfalls sehr wichtiger Aspekt für mich war das Arbeiten mit einer Kopfhautkamera. Ordentlich unter die Lupe genommen, kann so der Zustand der Kopfhaut genauestens betrachtet werden, um festzustellen, welche Faktoren beim Haarausfall eine Rolle spielen

und wie die Behandlung aussehen sollte. Alles in allem ein ausgeklügeltes, aufschlussreiches und durchdachtes Rundumpaket. Vollgepackt mit neuem Wissen, Kopfhautkamera und Laptop hielt ich kurzerhand die ersten Haarsprechstunden mit betroffenen Kunden ab. Fasziniert und erschüttert zugleich sind meine Kunden auch heute noch, wenn sie das erste Mal ihre Kopfhaut unter dem Mikroskop sehen und schnell selbst erkennen, dass durchaus Handlungsbedarf besteht. Aber – was ich mittlerweile weiß: »Es ist selten zu spät und nie zu früh, mit der Reinigung zu beginnen.« Kopfhautpflege wird leider von uns allen vernachlässigt, weil wir durch mangelnde Informationen nicht wissen, dass auch dieser Teil der Haut eine große Rolle für unsere Gesundheit spielt. Sie ist ein wichtiges Organ zur Entgiftung des Körpers. Meine ersten Kunden sind nun ungefähr ein Jahr mehr oder weniger fleißig am Reinigen, Peelen, Bürsten und Pflegen. Meine Beobachtungen: Nach den ersten drei Monaten und zugleich zwölf Massagen fühlt sich der Kunde insgesamt ausgeglichener. Akuter Haarausfall hat sich bereits deutlich gemindert und auch Probleme wie Ekzeme, Schuppen und Spannungsgefühle auf der Kopfhaut haben sich reduziert. Nach ungefähr sechs Monaten sieht man erste Haare an Schläfen und Stirnansatz nachwachsen. Bei Frauen geht das meist schneller als bei Männern. Nach gut einem Jahr als Haarwuchsspezialistin wird deutlich, dass intensive Pflege und die Mitarbeit des Kunden zu Hause bedeutsame Faktoren für den Erfolg sind. Halbherzigkeit und »Schluderei« verlangsamen den Behandlungsverlauf. Es gibt aber auch so manchen hartnäckigen Fall, bei dem sich trotz konsequenter Pflege der Haarwuchs Zeit lässt, obwohl die Kopfhaut bereits gut gesäubert ist. Jeder Mensch ist eben individuell, und Faktoren wie schlechte Ernährung und Stress machen sich auch bemerkbar. Eine Haarwuchskur dauert ungefähr 18 Monate. Kopfhautrückstände von Jahrzehnten lassen sich eben nicht innerhalb von drei Monaten beheben, und Haare werden nicht von heute auf morgen in Hülle und Fülle nachwachsen. Sicherlich ist das Hauptziel die Revitalisierung des Haarwuchses. Aber auch das Stoppen von akutem Haarausfall, das Abheilen von Ekzemen, die deutliche Zunahme der Haardicke der noch vorhandenen Haare und nicht zuletzt die Reinigung der Kopfhaut sind wichtige Ergebnisse. Mit dem Wissen, dass eine saubere, rückstandsfreie Kopfhaut den Menschen in seiner kompletten körperlichen Gesundheit unterstützt, ist diese Kur eine wirklich beachtenswerte »Erfindung«!

»Auch wenn während der Behandlung nicht immer bei jedem alles von Anfang an optimal läuft und Flexibilität, Durchhaltevermögen und Geduld wirklich gefordert sind, zeigen sich bei allen Anwendern positive Veränderungen, die letztendlich zu neuem Haarwuchs führen.

Meine anfängliche Skepsis ist mittlerweile der Überzeugung gewichen, dass das Konzept der Haarwuchs-Spezialisten hält, was es verspricht.«

Friseur maischön aus Bregenz, Österreich

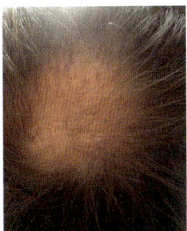

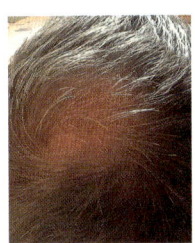

Beim oberen Bild vom Hinterkopf eines jungen Mannes sehen Sie die Ausgangssituation und das Ergebnis nach drei Monaten. Die Tonsur hat begonnen, sich zu schließen. Weshalb zeige ich Ihnen Bilder, bei denen das Resultat noch nicht vollständig ist? Ganz einfach, wir sprechen immer von eineinhalb Jahren aktiver Pflegezeit, aber die Ergebnisse können Sie bereits in den ersten drei Monaten erkennen – und es kommen immer mehr Haare dazu.

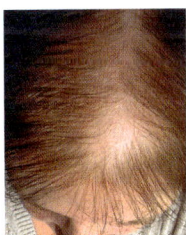

Bei dieser Kundin sehen wir gut, wie sich die Haare am vorderen Ober-kopf-Bereich zu lichten beginnen. Schwierig und unangenehm, doch auch hier beginnt sich die Stelle

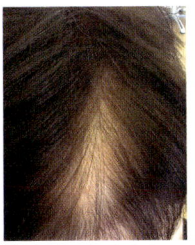

wieder zu ver-dichten, und be-reits nach sieben Monaten können wir – auf dem Bild links – schön se-hen, wie die haarlose Stelle immer mehr zuwächst.

Birgit Mally-Blank, Deutschland

Als Leiterin des Netzwerkes der Haarwuchs-Spezialisten in Deutsch-land sind meine Kernaufgaben zum einen die Ausbildung und Beglei-tung der Beratungsstellen und zum anderen das Zusammenbringen von Meinungsbildnern und Akteuren aus allen dafür wichtigen Bereichen. Mir, als Präventologin, ist es dabei wichtig, Rahmenbedingungen zu schaffen, um möglichst vielen Men-schen gesundheitsförderndes Han-deln zu ermöglichen.

Mein besonderes Interesse gilt der Onkologie. Als Selbstbetroffene weiß ich um die Belastung, die mit einer Krebsdiagnose einhergeht, und dass der Haarausfall bei Chemotherapie zu den meist gefürchteten Nebenwirkungen gehört und oft als Katastrophe empfunden wird. »Haarerhalt während der Chemo ist machbar, in der Schweiz werden entsprechende Erfahrungen gemacht.« Diese Aussage einer erfahrenen Friseurobermeisterin hat mich im Sommer 2013 mit den Haarwuchs-Spezialisten zusammengebracht.

Bisher gab es noch keine Unternehmung, die sich der Erforschung des Haarausfalles bei Chemotherapie gewidmet hat. Zusammen mit einem von der Deutschen Krebsgesellschaft e. V. zertifizierten Brustzentrum und dem Selbsthilfeverein DIE MUTMACHER e. V., den ich als Vorstand vertreten darf, ist es uns gelungen, die APOSTO-Studie zu initiieren. Nach eineinhalb Jahren Vorbereitungszeit betreue ich seit August 2015 eine prospektive Pilotstudie mit zehn Patientinnen. Die Motivation der Klinik wird durch den leitenden Chefarzt und Studienleiter begründet: »Die Studie dient dem Erkenntnisgewinn und hofft, in diesem komplementären Onkologie-Bereich zu einer Versachlichung beizutragen. Bei einem negativen Ergebnis werden Patientinnen vor nicht gerechtfertigten Erwartungen und trügerischen Therapieangeboten geschützt, bei positivem Ergebnis besteht dringender weiterer Forschungsbedarf, da eine eventuelle Möglichkeit, eine Alopezie zu verhindern, als klinisch relevant einzustufen ist.«

Ich darf vorgreifen, der weitere Forschungsbedarf hat sich bereits ergeben. Die Patientinnen werden nach dem Konzept des Haarwuchs-Spezialisten intensiv vor

»Detailliertere Erkenntnisse sollen nicht Bestandteil dieses Erfahrungsberichtes sein, denn sie gebühren dem Studienleiter im Rahmen von Veröffentlichungen in der Fachpresse zu gegebener Zeit.«

Ort in der Klinik begleitet. Interessanterweise hat sich neben dem zunächst ausschließlich wissenschaftlichen Faktor ein zweiter »Studienarm« entwickelt. Die Art der Begleitung, die der Haarwuchs-Spezialist anbietet, rückt in den Fokus und wird sehr geschätzt – sowohl von Patienten als auch von Arztseite. Wir machen etwas, was die Medizin und das gesamte Gesundheitssystem zwar als Problem wahrnimmt, aber mit ihren Strukturen nicht lösen und nicht leisten kann. Wir bieten eine Dienstleistung, die sich in Zeit ausdrückt! Zeit zum Zuhören, zum Reden, zum Genießen.

Die ärztliche Arbeit wird auch dadurch unterstützt, dass den Experten stabile und kooperative Patienten gegenüberstehen. Wir übernehmen davon einen Teil: Wir vermitteln Mut und Energie, um auch in schwierigen Phasen durchzuhalten. Wir sind der Wohlfühlfaktor, hier können sich bestens Selbstheilungskräfte aktivieren. Wir bieten einen Ort zum Krafttanken, wo Menschen, die eine Chemotherapie machen, einfach zum Friseur gehen. Egal ob mit oder ohne Haare. Die Kunden wissen, dass sie beim Haarwuchs-Spezialisten verwöhnt werden, dass man genau weiß, was man ihnen für ihr Wohlbefinden Gutes tun kann. Es wird nicht nur intensiv die Kopfhaut und das Haar gepflegt, um den möglichen Haarverlust zu reduzieren. Sie werden auch an die Hand genommen und durch diese sensible Lebensphase begleitet. Manchmal trifft man dort auch andere Betroffene, man plaudert miteinander und tauscht sich einfach aus. Die erste Begleitung für Kopf, Haar und Seele. Konkret wird dies im Rahmen der weiterführenden Studie eine zu erforschende Komponente sein. Mit diesem Interesse seitens der Medizin ist mir bewusst, dass wir aktiv beteiligt sind an einer Weiterentwicklung im Gesundheitswesen. Die APOS-TO-Studie wird die Haarwuchs-Spezialisten sicher noch eine lange Zeit begleiten und deren Ergebnisse für viele Tausend Menschen zukünftig eine echte Verbesserung und Erleichterung in einer anstrengenden Lebensphase sein. Das ist eine große Motivation.

Patrizia Bonetti-Ricci, Haarwuchs-Spezialistin und Massage-Therapeutin, Schweiz

Bei dieser Dame sehen Sie das Ergebnis nach sechs Monaten intensiver Kopfhautpflege bei diffusem Haarausfall.

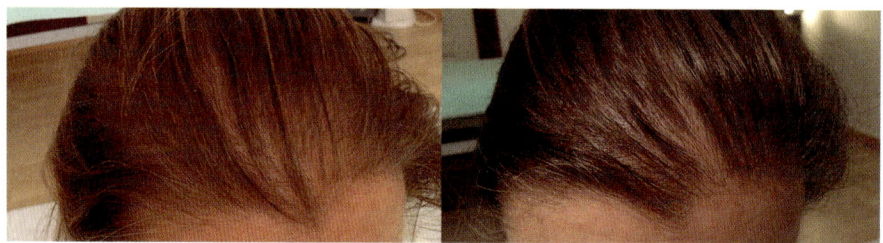

Ruth Widmer, Haarwuchs-Spezialistin aus Benken, Schweiz

Die Frau auf den Bildern hatte 30 Jahre lang keine Haare mehr. Das erste Bild zeigt das Wachstum nach sechs Monaten, in der Mitte nach rund einem Jahr und rechts nach eineinhalb Jahren. Wir sind noch nicht fertig mit der aktiven Pflege, doch ist dieses Ergebnis nicht genial – nach drei Jahrzehnten Leidenszeit?

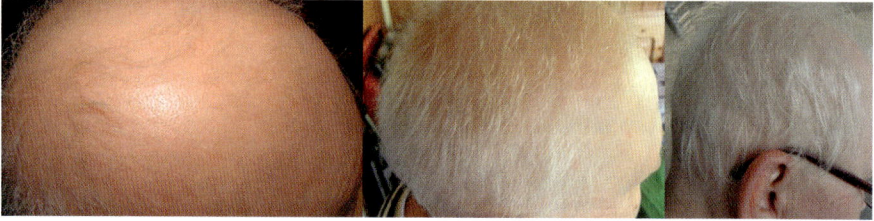

Theresia Steinmann, Schweiz

Ich habe die Haarwuchs-Spezialisten im Winter 2012 kennengelernt und seither sind sie – bis heute – meine treuen Begleiter.

Bereits nach einer Anwendungszeit von ungefähr drei Monaten mit nährstoffreichen Pflegeprodukten hatte ich das Gefühl, dass sich auf meinem Kopf etwas tut. Ganz still und fast unbemerkt ging die Veränderung vor sich. Dann, nach circa zwölf Monaten fleißiger Anwendung, war ein verdichteter Haarschopf mehr und mehr sicht- und spürbar. Ein wunderbares Gefühl ... Zu meiner großen Überraschung zeigt sich auch heute, nach zweieinhalb Jahren, immer wieder neuer Haarwuchs, obwohl ich die Tinktur nur noch sporadisch anwende. Dieses Geschenk hat mein Selbstwertgefühl enorm gestärkt, sind doch die Haare seit Urzeiten ein Schmuck für die Frau und ein Synonym für Weiblichkeit. Der Haarverlust hat sich bei mir vor langer Zeit schleichend bemerkbar gemacht, und zwar bereits mit 20 Jahren. Über Jahrzehnte habe ich Unmengen an Geld für Erfolg versprechende Haarwuchsmittel und Methoden ausgegeben, ohne sichtbare Resultate und oft am Rande der Verzweiflung. Und nun, dank der unermüdlichen Forschung innovativer Menschen und den erwähnten »Wundertropfen«, fühle ich mich, heute 60-jährig, bezüglich Haarwuchs besser denn je.

Ein ganz großes Geschenk hat mir kürzlich meine Tochter gemacht, mit der unerwarteten, spontanen Bemerkung, dass die Haare auf meinem Kopf »sichtbar mehr geworden« sind. Gibt es zu diesem haarigen Thema ein schöneres Kompliment?

Astrid Feurstein, Österreich

Anfang 2013 begann bei der Kundin ein kreisrunder Haarverlust am Nacken. Nach zwei Jahren Leidensweg fand sie die Haarwuchs-Spezialistin Astrid Feurstein im Vorarlberg/ Österreich. Durch das ganzheitliche

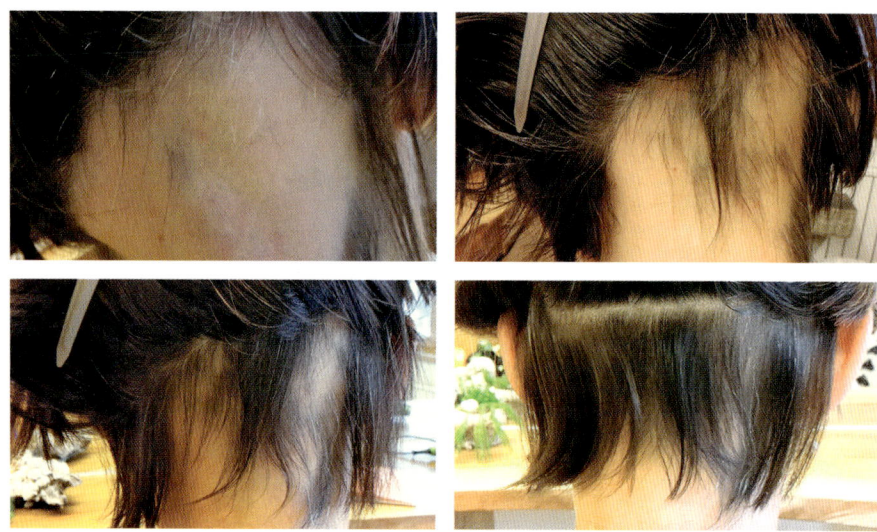

Pflegekonzept begannen die Haare am Nacken langsam wieder zu wachsen, und dies ohne Chemie. Die
Vorgehensweise findet stets schonend und durch gezielte Reinigung und Zuführung biologischer Nährstoffe statt. Auf diesen Bildern sehen Sie den Verlauf
über zwölf Monate. Die Kundin hatte zum Zeitpunkt
des letzten Bildes etwa zwei Drittel der empfohlenen
Kurzeit des ganzheitlichen Kopfhaut- und Haarpflege-
programms hinter sich.

Britta Tyrchan, Deutschland

Ich bin seit 1988 Friseurmeisterin und seit 1998 selbst-
ständig mit meinem Betrieb »Salon 4 Haares-Zeiten« in
Flensburg. Seit 2005 bin ich Zweithaarspezialistin und
versorge Chemopatienten, Alopezie-Patienten sowie

Damen und Herren, die unter Haarausfall aller Art leiden, mit Haarersatz. Schon immer habe ich mir Gedanken gemacht, warum die Haare bei den Menschen ausfallen könnten, und habe mehrere Produkte ausprobiert. Leider konnte mich bis jetzt keines davon überzeugen.

2013 habe ich zum ersten Mal in einer Fachzeitschrift von den Haarwuchs-Spezialisten und deren ganzheitlichem Konzept gelesen. Ich war von Anfang an interessiert an dieser Methode, habe aber etwas abgewartet und mir gedacht: Mal sehen, wie lange es das Konzept gibt; ob ich noch einmal etwas von denen höre!? Und so kam es, dass ich immer mal wieder einen Artikel darüber lesen konnte. Noch neugieriger geworden, habe ich die Haarwuchs-Spezialisten angeschrieben und um mehr Informationsmaterial gebeten. Im Oktober 2014 hatte ich erstmalig Besuch von Frau Birgit Mally-Blank, die mir das Konzept des Haarwuchs-Spezialisten erklärte. Daraufhin habe ich ein Angebot von ihr bekommen, doch mal eine Haarwuchs-Sprechstunde in meinem Salon anzubieten. Wir würden uns gemeinsam mit einer Kopfhautkamera die Kopfhaut von und mit den Kunden anschauen sowie eine Befragung zu Arzneimitteleinnahmen, Ernährung und Lebensgewohnheiten stellen. Ich lernte, dass sich mit dieser Methode herausstellen würde, wie bei jedem Menschen das Konzept der Haarwuchs-Spezialisten ganz individuell angewendet werden könne, da die Ursachen des Haarausfalls und der geschädigten Kopfhaut sehr unterschiedlich seien. Das hat mich überzeugt! Ab sofort wollte ich auch Haarwuchs-Spezialistin sein! Die Ursachen erforschen und behandeln – nicht die Symptome! Das klang logisch!

Meine erste Haarwuchs-Sprechstunde in Begleitung von Birgit Mally-Blank war ein voller Erfolg! Zusammen mit der Kundin haben wir uns deren Kopfhaut angesehen und das Offensichtliche erkannt und besprochen. Die Kundin war überrascht und teilweise auch entsetzt, wie ihre Kopfhaut aussah, das hätte sie ja noch nie gesehen! »Das hat mein Arzt ja noch nie gemacht, mit einer

Kamera auf die Kopfhaut zu schauen!«, waren ihre Worte. Nun konnte die Dame nachvollziehen, warum ihre Kopfhaut verklebt war, woher die Haarwurzelentzündung kam und wie man sie behandeln könnte. Regelmäßige Kontrollen gaben über den Verlauf der Behandlung Sicherheit. Idealerweise konnten die Kunden, die Haarersatz trugen, die Behandlung mit nährstoffreichen Produkten weiterführen, ohne auf den Haarersatz verzichten zu müssen. In den meisten Fällen war eine Besserung der Kopfhaut schnell sichtbar. Kopfjucken, Schuppenbildung, Haarwurzelentzündungen gingen ziemlich schnell vorüber.

Wenn sich die Kopfhaut erholt hat, können auch wieder neue Haare wachsen! Manche Kunden stellen idealerweise auch ihre Ernährung um. Diese hat auch einen Einfluss auf den Haarwuchs.

Das Wichtigste bei dieser Behandlung ist Konsequenz in der Anwendung und Durchhaltevermögen! Bis Haare neu entstanden sind, können circa sechs bis 18 Monate vergehen, da darf man nicht die Geduld verlieren! Hin und wieder kommt es schon einmal vor, dass eine Kundin ungeduldig wird und die Behandlung abbricht. Leider sind diese Kunden durch die Medien verunsichert, da viele Produkte schnellen (Haarwuchs-)Erfolg versprechen. Das ist aus Erfahrung mit natürlichen Produkten nicht machbar! Ebenso wie die Produkte gehört zu unserer Behandlung auch die besondere Entspannungs-Kopfmassage, die spezielle Akupressur und Meridianpunkte anspricht und den Haarwuchs wieder aktiviert. Das genießen meine

Kunden am meisten! Dafür kommen sie einmal pro Woche zwölf Wochen lang in meinem Salon und reisen sogar aus einem Umkreis von 80 Kilometern an!

Coiffure MAXIM's Basel, Schweiz

Die Bilder sprechen für sich und zeigen die Verbesserung des Haarwachstums zweier Kundinnen innerhalb weniger Monate.

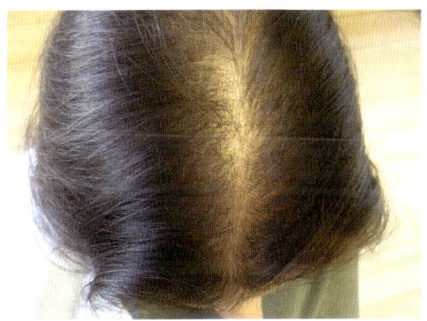

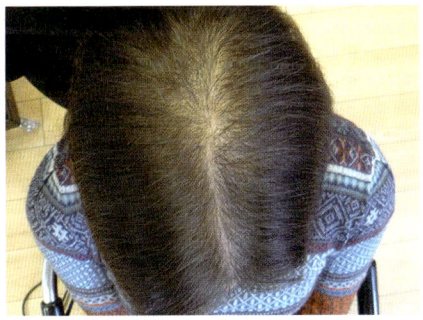

Hair Vital, Biljana Tobler, Schweiz

Biljana Tobler von Hair Vital in Zürich ist Natur-Coiffeurin und Haar-Therapeutin und konnte als Haarwuchs-Spezialistin schon einige sehr erfreuliche Ergebnisse bei Kunden mit den verschiedensten Haarproblemen realisieren.

»Ich arbeite nur mit Produkten, die Ergebnisse bringen«, sagt Biljana Tobler, die schon viele Jahre Erfahrung als Natur-Coiffeurin vorweisen kann und sich ausgiebig mit Themen der ganzheitlichen Lebensführung wie Ernährung, Säure-Basen-Regulation, Hautpflege sowie auch dem Haarwuchs beschäftigt hat. Als ihr das Konzept des Haarwuchs-Spezialisten zur natürlichen Reaktivierung der eigenen Haarwurzeln vorgestellt wurde, hatte Biljana Tobler bereits einen großen Erfahrungsschatz über Methoden und Produkte zum Thema Haarwuchs. Aber 100-prozentig überzeugt war sie bis zu diesem Zeitpunkt nicht. »Bei Gianni Coria hat mich die Philosophie des ganzheitlichen Konzepts überzeugt, welches aus einer ayurvedischen Meridian-punkt-Stimulation, natürlichen Pflegeprodukten und hochwertigen Nahrungsergänzungsmitteln besteht.«

Die Jahrtausende alte ayurvedische Lehre betrachtet den Menschen immer als Ganzes. Ayurveda bedeutet »Ayur« (Leben) und »Veda« (Wissen). Ayurveda hat das Ziel, ein Gleichgewicht von Körper, Seele und Geist herbeizuführen.

Doch die erfahrene Natur-Coiffeurin war kritisch: »Zuerst habe ich die Produkte an mir selbst ausprobiert, da ich ab 50 unter hormonell bedingtem Haarausfall litt und am Vorderkopf schon ziemlich lichte Stellen hatte. Die Wirkung der Produkte hat mich schon nach kurzer Zeit überzeugt!«

Und so hat Biljana Tobler im April 2013 die Ausbildung zur Haarwuchs-Spezialistin absolviert und die Kenntnisse umgehend in ihrem Natur-Coiffeur-Salon angewendet.

Im Februar 2014 kontaktierte sie ein Mann Anfang 30. Biljana Tobler erinnert sich: »Der junge Herr war durch den jahrelangen Konsum von Junkfood übergewichtig und litt unter einem starken Stresslevel (während einer intensiven Ausbildungszeit). Er klagte zudem über seinen Haarzustand, der nur noch aus einem Haarkranz bestand. Um diesen zu verbessern, hatte der Kunde bereits viele verschiedene Produkte ausprobiert, wobei keines nachhaltige Erfolge brachte. Beim Ersttermin begannen wir mit einer umfangreichen Beratung, wie ich sie bei allen meinen Kunden mache. Dabei werden der Lebensstil, die Ernährung, Stressfaktoren, die Säure-Basen-Balance sowie auch die Qualität der aktuell angewendeten Pflegeprodukte angesprochen.« Die erfahrene Natur-Coiffeurin arbeitet nach einem ganzheitlichen Ansatz, wobei ihr Hildegard von Bingen ein großes Vorbild war.

»Haar- und Hautprobleme resultieren bei vielen Menschen aus einer Übersäuerung des Körpers, die durch falsche Ernährung, psychischen Stress, Medikamente oder eine Störung des Hormonhaushalts, wie zum Beispiel durch die Antibabypille, begünstigt wird. Zur Neutralisierung dieser Säuren benötigt der Körper Mineralien. Wenn er diese nicht über die Nahrung bekommt, bezieht er sie aus Bindegewebe und Knochen, was negative Folgen für Haut und Haare hat.« Im Juni 2015 konnte sich der Kunde bereits über zwei Zentimeter mehr Haar freuen, welches von unten nach oben und von außen nach innen zugewachsen ist. Und auch viele weitere feine neue Haare waren sichtbar. »Mit der Kopfhautkamera mit 200-facher Vergrößerung haben wir den Zustand der Kopfhaut analysiert, welche stark verschlackt, glänzend und teilweise entzündet war. Wir haben dann mit der Kopfhautmassage begonnen«, erzählte Frau Tobler. Sie empfiehlt die Massage während drei Monaten wöchentlich und danach noch einmal pro Monat. »Mein Kunde hat seine Haarsituation regelmäßig mit seinem Mobiltelefon fotografiert, um die Fortschritte bildlich festzuhalten. Aufgrund seiner individuellen Situation wurden nährstoffreiche Pflegeprodukte ausgewählt, die er regelmäßig angewendet hat, sowie auch eine Empfehlung ausgesprochen, die Kopfhaut täglich mit einer Wildschweinborsten-Bürste zu pflegen. Gemäß Biljana Tobler ist die Haarbürste »das kleinste Fitnesscenter für die Kopfhaut«. »Ich empfehle 100 Bürstenstriche täglich, mit einer Wildschweinborsten-Bürste von bester Qualität.« Als weiteren positiven Effekt der ganzheitlichen Beratung von Biljana Tobler kann sich der junge Mann heute über Normalgewicht freuen.

Die Aufklärung über die Funktion von Haut und Haaren ist ein großer Bestandteil der Beratung von Biljana Tobler: »Die Haut ist das größte Organ, und Giftstoffe werden über die gesamte Haut aufgenommen und weitertransportiert – und belasten somit den Körper. Durch die Reduktion synthetischer Inhaltsstoffe, die der Körper nicht verarbeiten kann, wird eine optimale Grundlage für die Regeneration von Haut und Haar geschaffen.«

Wie auch bei einer Sportlehrerin, die im April 2014 mit Haarbruch durch chemische Haarfarbe und sehr feinen Haaren zu Hair Vital gelangte. Außerdem hatte die junge Frau Ende 20 einen Vitamin-B_{12}-Mangel, der durch einen TCM-Arzt während einer parallelen Beratung festgestellt wurde. Nach einem Jahr im Haarwuchs-Spezialist-Programm durfte sich die Frau wieder über starkes, gesundes, glänzendes Haar freuen – und dies trug sie mit Stolz wieder in ihrer Naturhaarfarbe.

Gemäß Biljana Tobler haben alle Menschen die gleiche Ausgangslage in Sachen Gesundheit. Deshalb berücksichtigt die Expertin in ihrer professionellen Beratung mit einer ganzheitlichen Betrachtungsweise verschiedenste Faktoren.

»Der Weg zur Verbesserung ist nicht zeitaufwendig: Man trinkt und isst ja sowieso und verwendet täglich Kosmetik- oder Hygieneprodukte. Diese Mittel und Produkte muss man nur durch Qualitäts- und Naturprodukte austauschen – die Anwendungszeit bleibt dieselbe.«

Diese Empfehlungen hat auch die chinesische TCM-Ärztin berücksichtigt, welche im Februar 2014 zu Biljana Tobler gelangte. Die Frau Mitte 50 litt unter starkem Haarausfall und hatte bereits viele lichte Stellen am Oberkopf, sodass die Kopfhaut teilweise gut sichtbar war. Außerdem war die Kopfhaut durch jahrelanges chemisches Färben sehr trocken. Nach einem

Herr Gruber ist Friseurmeister, und als seine Tochter mit dem Haare färben begann, war ihre Kopfhaut derart gereizt, dass sie ihm leid tat. Er entwickelte einen Haarfärbekamm (opilomed), bei dem beim Färben die Kopfhaut geschützt wird – und dies ohne Qualitätseinbuße. Reagieren Sie sensibel auf Haarfärbemittel, schützen Sie Ihre Kopfhaut. Sprechen Sie mit Ihrem Friseur!

Jahr Anwendung des ganzheitlichen Konzepts mit regelmäßigen Massagen, der Verwendung natürlicher Haarpflegeprodukte, täglichem Haare bürsten und Absetzen der chemischen Haarfarbe freute sich die Kundin seit Januar 2015 wieder über volles, kräftiges und natürliches Haar.

Das Konzept des Haarwuchs-Spezialisten ist die erste Methode, die Betroffenen, die sich einer Chemotherapie unterziehen müssen, dazu verhilft, ihre natürlichen Haare zu behalten. Oder wie im Fall einer Dame aus Zürich, Mitte 70: Vor zweieinhalb Jahren verlor sie nach einer Chemotherapie all ihre Haare. Wie fünf Prozent aller Chemotherapie-Patienten war auch sie davon betroffen, dass ihre Haare nach Abschluss der Chemotherapie nicht mehr wieder wuchsen. Lediglich ein leichter Flaum war auf der Kopfhaut zu sehen, sodass die Dame in der Öffentlichkeit immer eine Mütze tragen musste. Die ältere Frau litt außerdem unter vielen Allergien sowie Nahrungsmittel-Intoleranz und musste sich nach der langen Therapiezeit auch stark dazu überwinden, das monatelange Programm des Haarwuchs-Spezialisten zu starten. Glücklicherweise hat sie sich dazu entschieden, denn bereits drei Monate nach der ersten Massage war ein Haarwuchs von neuen kräftigen Haaren am Oberkopf zu sehen. »Durch die natürliche Pflege der Kopfhaut sowie durch richtige und konsequente Reinigung und Belebung schaffen wir die beste Grundlage für kräftigen und vitalen Haarwuchs.« Nach drei Monaten sind erste Verbesserungen sichtbar. »Auch wenn unsere Kunden nach einigen Monaten mit ihrem Haarzustand wieder zufrieden sind, eine nachhaltige Totalregeneration der Kopfhaut dauert bis zu eineinhalb Jahren«, weiß Biljana Tobler aus Erfahrung.

Immer wieder wird Frau Tobler gefragt, ob das Konzept funktioniere. Ihre Antwort: »Der eine Faktor für den Erfolg ist die Disziplin des Kunden während des Programms, und der andere ist meine eigene Überzeugung, dass ich nur mit Produkten arbeite, die zu optimalen Ergebnissen führen.«

Coiffure El Benna,
Karin El Benna, Schweiz

Karin El Benna ist eine sehr erfahrene Coiffeur-Meisterin und Expertin für Pflanzenhaarfarben aus Waltalingen und kann als langjährige Haarwuchs-Spezialistin schon einige sehr erfreuliche Ergebnisse bei Kunden mit den verschiedensten Haarproblemen vorweisen. Als weltweit erste zertifizierte Haarwuchs-Spezialistin war Karin El Benna maßgeblich bei der Entwicklung des Haarwuchs reaktivierenden Konzepts beteiligt.

Haarprobleme haben sich innerhalb mehrerer Jahre gebildet. Geduld und Ausdauer sind daher die Voraussetzung für die Reaktivierung der eigenen Haare.

Bei Beginn der Zusammenarbeit mit Gianni Coria Anfang 2013 startete auch eine Kundin Ende 50 mit schütterem Haar am Oberkopf mit dem Haarwuchs aktivierenden Konzept bei Karin El Benna. Nach rund sechs Monaten waren erfreuliche Resultate sichtbar, die Haare wuchsen wieder dichter und stärker. Heute ist die Kundin seit Längerem wieder voll zufrieden mit ihrem Haarzustand. Trotzdem kommt sie immer noch regelmäßig zur Kopfhautmassage und Kopfhaut-Pflegemaske und verwendet weiterhin nährstoffreiche Pflegeprodukte für die Kopfhaut – einfach, weil es ihr guttut.

Rund fünf Prozent der Chemotherapie-Patienten bekommen nach der Chemotherapie keine Haare mehr. Eine Kundin litt an dieser Problematik. Zwei Jahre lang trug sie eine Perücke, bis sie 2012 von Karin El Benna auf die ganzheitliche Haarpflegemethode des Haarwuchs-Spezialisten aufmerksam gemacht wurde. Die Kundin ging wöchentlich zur Kopfhautmassage und wendete nährstoffreiche Pflegeprodukte regelmäßig an. 2013 durfte sie sich wieder über volles und dichtes Haar freuen.

Anfang 2015 musste sich die Dame einer erneuten Chemotherapie unterziehen, bei der die Ärzte sie erneut auf den kompletten Haarverlust aufmerksam machten. Dieses Mal startete sie schon vor der medizinischen Behandlung mit der speziell entwickelten Kopfhautmassage und den nährstoffreichen Pflegeprodukten. Diese Kombination stärkte ihre Haare so sehr, dass die Betroffene keinen Haarausfall erleiden musste, worüber sie sich überaus freute.

Ein männlicher Kunde um die 70 arbeitet nun seit gut eineinhalb Jahren mit dem Konzept des Haarwuchs-Spezialisten und kommt regelmäßig zur Kopfhautmassage. Sein Haarkranz und die Stirnglatze beginnen, sich immer mehr zu schließen.

Auch ein junger Mann um die 20 kann sich nun nach einem Jahr Anwendung über Haarwachstum freuen. Zu Beginn des Programms hat er Haarwuchs-Medikamente eingenommen, die er nach kurzer Zeit absetzte.

Durch die persönlichen Haarsprechstunden, welche Karin El Benna anbietet, kam eine Kundin im November 2014 mit kreisrundem Haarausfall über den gesamten Kopf zum Konzept des Haarwuchs-Spezialisten. Durch die wöchentliche Kopfhautmassage und die regelmäßige Anwendung von nährenden Pflegeprodukten kann sich die Dame Mitte 70 seit Mai 2015 wieder über volles Haar freuen.

Eine weitere Kundin wurde durch einen Zeitungsartikel in den Schaffhauser Nachrichten auf die Haarwuchs-Spezialistin Karin El Benna aufmerksam. Die Dame Mitte 50 kam aus Deutschland und litt unter spärlichem Haarwuchs nach einer Chemotherapie. Seit Frühling 2015 kam sie wöchentlich zur Kopfhautmassage und Kopfhautpflege-Maske und wendete fermentierte, nährende Pflegeprodukte regelmäßig zu Hause an. Im August 2015 waren bereits ein Zentimeter lange Haarstoppeln sichtbar, und die Kundin fasste neuen Mut.

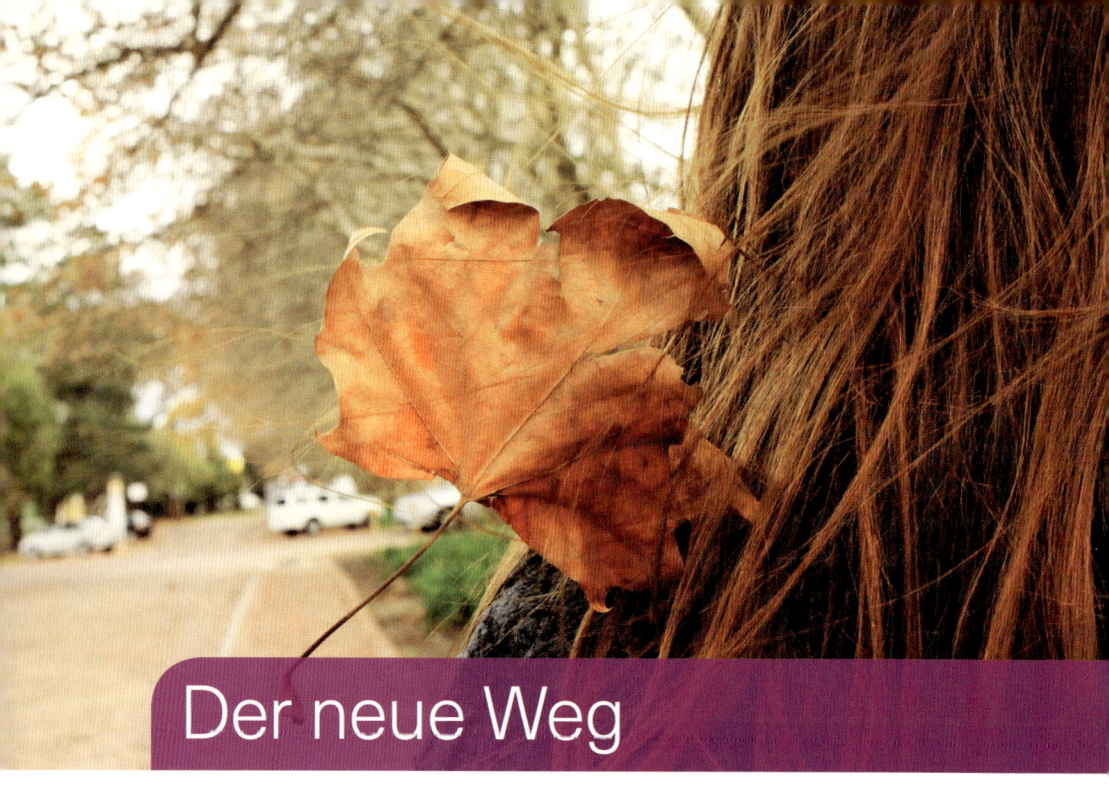

Der neue Weg

Sie haben viel gelesen und viele Ursachen kennengelernt, die zu Haarproblemen führen können. Sie besitzen jetzt mehr Fachwissen über die Funktion der Kopfhaut und die richtige Pflege, als ein konventioneller Friseur in der Ausbildung im Moment lernt.

Sie wissen, dass Sie auf gesunde Ernährung achten sollten. Jeden Tag gehört Ihre Kopfhaut für mindestens drei Minuten gebürstet, und alle zwei bis drei Wochen spätestens können Sie Ihre Kopfhaut mit einem pflegenden Öl nähren. Achten Sie auf Pflegeprodukte, die naturnah und nicht nur für die Haare geeignet, sondern auch für Ihre Kopfhaut optimal sind.

Wir benötigen genügend Bewegung. Bereits 30 Minuten Sport in der Natur stärken den Bewegungsapparat, das Immunsystem und das Herz. Bewegung fördert die Durchblutung, erhöht den Stoffwechsel, senkt das Risiko vor Depressionen, reduziert das Krebsrisiko und verlängert Ihr Leben. Haben Sie keine Zeit, um sich 30 Minuten konsequent in der Natur zu bewegen, schaffen Sie sich alternativ ein medizinisches Trampolin für zu Hause an und bewegen sich darauf, um vital und fit zu bleiben.

Möchten Sie Ihre Haarsituation bewusst und kontinuierlich verbessern, oder streben Sie die Haarqualitäten aus Ihrer Jugend an, dann lassen Sie sich durch das Netzwerk der ganzheitlich denkenden Haarwuchs-Spezialisten professionell begleiten. Im Internet finden Sie unter dem Stichwort »Haarwuchs-Spezialist« geeignete Adressen in Ihrer Umgebung.

Welche Lösungswege für die Verbesserung der Haarsituation auch gewählt werden: Am Ende muss die Kopfhaut in ihrer biologischen Aufgabe korrekt unterstützt werden. So wird der beständige vitale Haarwuchs gefördert und macht Sie in puncto Haaren glücklich und zufrieden, wie ich es bereits bei vielen Kunden erleben durfte.

Sie werden selbst erfahren können, wie das Reduzieren von Stressquellen und das bewusste und nährstoffreiche Pflegen der Kopfhaut Ihnen neuen Haarwuchs bescheren wird. Damit Sie Ihre Ziele in Bezug auf die Haare auch erreichen, bilden wir ständig neue Friseure zu Haarwuchs-Spezialisten aus, um in sämtlichen Regionen vertreten zu sein.

Ich wünsche Ihnen auf Ihrem Weg alles Gute und schöne, kräftige und gepflegte Haare bis ins hohe Alter. Wer weiß, vielleicht begegnen wir uns auch mal persönlich, ich würde mich freuen!

Herzlich,
Ihr Gianni Coria

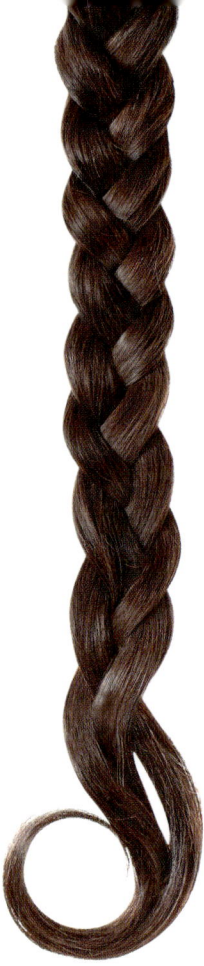

Danksagung

Auf meinem Weg durfte ich vielen wunderbaren Menschen begegnen, die mich inspirierten und mich mit ihren besonderen Gaben förderten. Ich bedanke mich bei meiner geliebten Frau für ihre Liebe und große Unterstützung. Meinem Bruder Roberto Coria danke ich für die vielen, vielen Stunden beim Aufbau der Internetstrukturen. Bruno Stark, der einer meiner ersten Lehrer in der Naturheilkunde war. Ich danke Andreas Winter, durch den ich viele ergänzende Erkenntnisse im Coaching-Bereich gewinnen konnte, sowie Jo Marty für unsere Gespräche und spannende, lehrreiche Fachvorträge auf den internationalen Kongressen des Haarwuchs-Spezialisten. Herzlichen Dank an Birgit Mally-Blank, die einen großen und unermüdlichen Beitrag leistet in der Studie »Chemotherapie bedingte Alopezie«, Karin El Benna von Friseur El Benna, die als erste Friseurin mein Konzept kritisch testete, Regine Tischler, die seit dreißig Jahren Kopfhautanalysen macht und ihr Fachwissen aktiv mit mir teilt, allen Landesvertretern, Haarwuchs-Spezialisten und Kunden für das entgegengebrachte Vertrauen in das Netzwerk und die Bereitschaft, neue Erkenntnisse zuzulassen.

Auch bedanke ich mich bei den vielen Beteiligten, die ich nicht aufgezählt habe, die mich aber in irgendeiner Form unterstützten. Jede und jeder Einzelne von Ihnen hat dazu beigetragen, dass das Netzwerk des Haarwuchs-Spezialisten heute lebt.

Herzlichen Dank an jeden Einzelnen von Ihnen!

Quellen und wichtige Adressen

Internet

www.appenzell.ch/fileadmin/template_tourismus/.../Haarflechterei_Basistext.pdf

www.medical-tribune.de/medizin/fokus-medizin/artikeldetail/die-unliebsamen-effekte-des-testosterons-bei-frau-und-mann.html

www.facebook.com/groups/Kopfhautanalyse/?ref=Bookmarks

http://youtu.be/0PjCwr1ZOrw.

www.dr-neidert.de/symptome2/25-hormon/nebennierenschwaeche

www.goldluna.de

www.medizinauskunft.de/artikel/diagnose/psyche/25_11_stress_cholesterin.php

www.youtube.com/watch?v=YPCxqVhAK-VM&feature=youtu.be

www.urbia.de/magazin/schwangerschaft/geburt/geburtsrituale-bei-naturvoelkern

www.gesunde-bakterien.de/landkarte-der-haut/

www.zentrum-der-gesundheit.de/volksdrogen-milch-und-weizen-ia.html#ixzz4CEe7MUWg

http://medical-help-fast.com/de/pages/694748

http://eatlocalgrown.com/article/11266-wheat-gluten-the-culprit-for-so-many-ills.html

https://netzfrauen.org/2016/04/30/vorsicht-eu-hat-den-zuckermarkt-neu-geregelt-gefaehrlicher-industriezucker-maissirup-der-neue-suessstoff/?_utm_source=1-2-2

www.kommunikation.uzh.ch/dam/jcr:00000000-2480-ab96-ffff-ffffc5f108d2/Magazin_1_04-34.pdf

www.wunderweib.de/gesund/nahrungsergaenzungsmittel-ja-oder-nein-a174131.html

www.netdoktor.at/gesundheit/naturmedizin_alpenkraeuter/gesundes-alpenklima-6860587

www.massgeneral.org/about/pressrelease.aspx?id=1520

http://news.wisc.edu/study-reveals-gene-expression-changes-with-meditation/

www.spiegel.de/wissenschaft/mensch/mentale-gymnastik-gedanken-lassen-die-muskeln-wachsen-a-168959.html

www.diagnose-funk.org

www.gigaherz.ch

www.yelasai.com

Meine Coaching-Empfehlungen

www.andreaswinter.de

www.ichp-akademie.de

www.sigrid-kugler.de

www.reinhold-kopp.com

www.lern-coaching.com

www.katharinafellmann.ch

www.tcoaching.at

Literatur, DVD, Fernsehen

Angewandte Physiologie: Band 1, 2010

Andreas Winter: *Heilen durch Erkenntnis,* 2011

Dr. med. M. O. Bruker: *Unsere Nahrung – unser Schicksal,* 2014

Ramiel Nagel: *Karies heilen,* 2012

Timothy Ferriss: *Der 4-Stunden-Körper,* 2014

Toni Harman, Alex Wakeford: Microbirth, *Der größte Moment* (DVD), 2015

Bruce Lipton: *Wie wir werden, was wir sind* (DVD), 2009

Quarks & Co - *Projekt Schwangerschaft – alles unter Kontrolle?,* 15.12.2015

Register

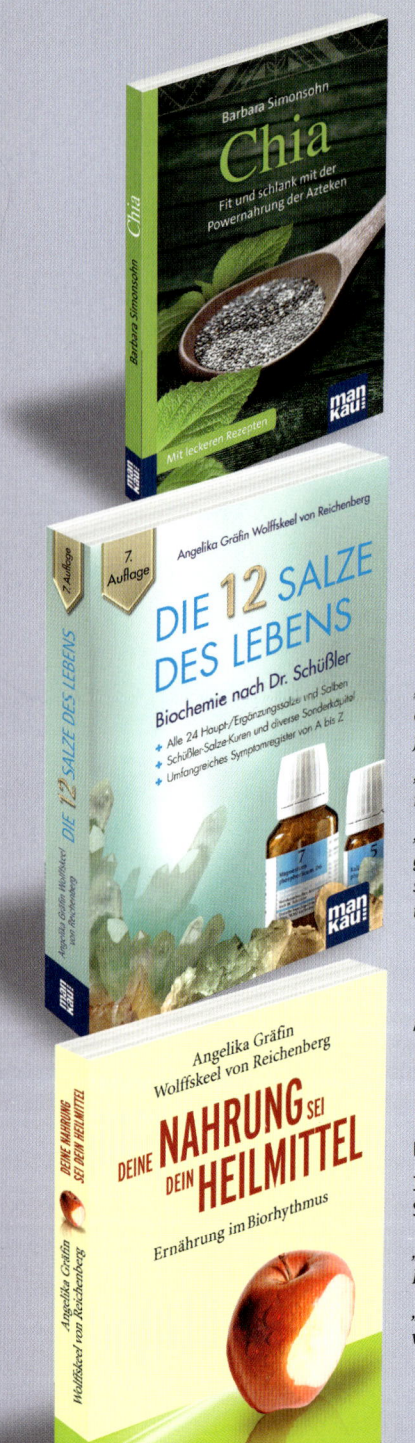

Barbara Simonsohn

CHIA. Kompakt-Ratgeber

Fit und schlank mit der Powernahrung der Azteken.
Mit leckeren Rezepten

7,99 € (D) / 8,20 € (A), ISBN 978-3-86374-296-6
Klappenbroschur, 95 Seiten

*„'Chia gibt uns alle Nährstoffe, die wir brauchen', unterstreicht Ernährungs-
beraterin und Autorin Barbara Simonsohn. In ihrem neuen Werk beschäftigt
sie sich mit der legendären Wunderpflanze der Azteken und Inkas. (...) Der
handliche Taschen-Ratgeber informiert über Geschichte, wissenschaftliche
Studien, Anwendungsmöglichkeiten und Wirkweisen der Azteken-Pflanzen-
kost und bietet als Bonus einige leckere Rezepte, u.a. für Suppen, Salate,
Energiekugeln. 95 Seiten, die Ihr Leben positiv verändern können."* Paracelsus

Angelika Gräfin Wolffskeel von Reichenberg

DIE 12 SALZE DES LEBENS

Biochemie nach Dr. Schüßler

18,– € (D) / 18,50 € (A), ISBN 978-3-86374-267-6
Klappenbroschur mit beiliegendem A2-Plakat, 381 Seiten

*„Ein Helfer in allen Lebenslagen: Angelika Gräfin Wolffskeel von Reichenberg
erläutert allgemein die Mineralsalz-Therapie und gibt viele nützliche Tipps
für Beschwerden von A bis Z, auch bei Kindern."* Für Sie

*„In ihrem Ratgeber (...) gibt die Heilpraktikerin Angelika Gräfin Wolffskeel
ihren großen Erfahrungsschatz mit Schüßlersalzen preis."* Frau mit Herz

*„In diesem Buch werden die Zusammenhänge sehr klar und verständlich auf-
gezeigt. Angelika Gräfin Wolffskeel von Reichenberg schreibt umfassend und
sehr interessant über die 12 Salze des Lebens in überzeugender und kompeten-
ter Weise."* Ruth Maria Kubitschek

Angelika Gräfin Wolffskeel von Reichenberg

DEINE NAHRUNG SEI
DEIN HEILMITTEL

Ernährung im Biorhythmus

12,95 € (D) / 13,40 € (A), ISBN 978-3-938396-03-2
Softcover, 306 Seiten

*„(...) In diesem Buch findet jeder etwas Nützliches, last not least auch einige
Küchenrezepte für den Alltag."* Naturarzt

*„(...) Der praxisorientierte Ratgeber gibt fundiertes Wissen verständlich
wieder."* Schrot & Korn

Unsere Bücher erhalten Sie bei Ihrem Buchhändler!
Besuchen Sie auch unsere Internetseite mit Bestellmöglichkeit, Internetforum,
Leseproben, Veranstaltungstipps und Newsletter: **www.mankau-verlag.de**

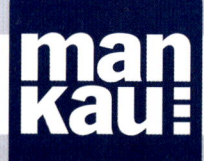